图解

主 编 杨亚波 姚 克
副主编 万 婷 尹厚发

中央孔型ICL/TICL
手术操作与技巧

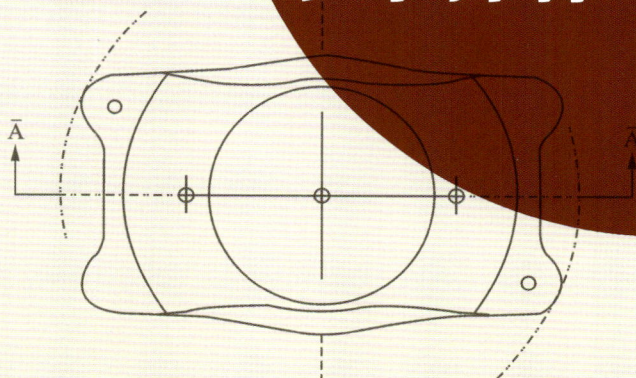

Illustrated Surgical
Techniques and Pearls of
the ICL/TICL with a Central Hole

ZHEJIANG UNIVERSITY PRESS
浙江大学出版社

图书在版编目（CIP）数据

图解中央孔型ICL/TICL手术操作与技巧 / 杨亚波，姚克主编. — 杭州 : 浙江大学出版社，2018.3（2020.1重印）
　　ISBN 978-7-308-17961-4

　　Ⅰ.①图… Ⅱ.①杨… ②姚… Ⅲ.①近视－眼外科手术－图解 Ⅳ.①R779.6-64

　　中国版本图书馆CIP数据核字（2018）第015712号

图解中央孔型ICL/TICL手术操作与技巧

杨亚波　姚　克　主编

策划编辑	许佳颖	
责任编辑	潘晶晶	
责任校对	王安安	
封面设计	黄晓意	
出版发行	浙江大学出版社	
	（杭州市天目山路148号　邮政编码310007）	
	（网址：http://www.zjupress.com）	
排　　版	杭州兴邦电子印务有限公司	
印　　刷	浙江印刷集团有限公司	
开　　本	710mm×1000mm　1/16	
印　　张	5.75	
字　　数	100千	
版印次	2018年3月第1版　2020年1月第2次印刷	
书　　号	ISBN 978-7-308-17961-4	
定　　价	98.00元	

《图解中央孔型ICL/TICL手术操作与技巧》
编 委 会

主　　编：杨亚波　姚　克

副 主 编：万　婷　尹厚发

编　　者：（以姓氏笔画为序）

万　婷　尹厚发　苏才培　李　丹　杨亚波

吴　芳　吴雅颖　祝志成　姚　克

摄影/制图：吴志毅　李广宇

主编简介

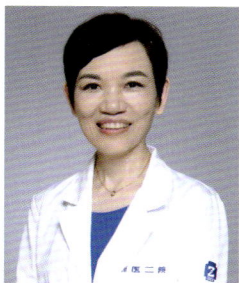

杨亚波教授,主任医师,博士研究生导师。现任浙江大学医学院眼科教研室副主任,浙江大学医学院附属第二医院眼科中心、浙江大学眼科医院屈光手术中心主任,美国视觉与眼科学研究协会(ARVO)会员,中华医学会眼科学分会眼视光学组委员,中国ICL手术核心专家组委员和全飞秒专家技术组委员。从事眼科临床教学工作20余年,主攻屈光手术,在眼调节方面做了大量的临床和基础研究。1996年主持并开展角膜屈光手术,2000年开展有晶状体眼人工晶体植入术。2001年4月至2002年4月以访问学者身份在美国哈佛大学医学院Schephens眼科研究所做博士后研修,从事视觉光学方面的研究,并获得博士后证书。主持和参与包括国家高技术研究发展计划(863计划)子项目在内的多项国家级和省部级课题。近年来作为第一作者或通信作者在Investigative Ophthalmology & Visual Science (IOVS),Journal of Refractive Surgery (JRS),Cornea等杂志上发表SCI收录论文20余篇。

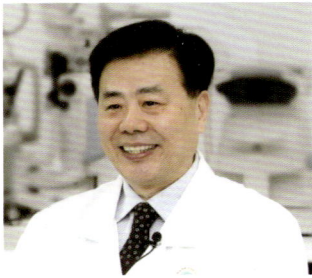

姚克教授,主任医师,博士研究生导师,浙江省特级专家。现任中华医学会眼科学分会主任委员、亚太白内障及屈光手术学会副主席、亚太眼科学会中国区负责人、中华医学会眼科学分会白内障人工晶体学组组长、中国医师协会眼科医师分会副会长、中国医师协会眼科医师分会白内障专业委员会主任委员、浙江省医师协会会长兼眼科学分会会长、浙江省医学会副会长、浙江大学眼科研究所所长、浙江大学医学院附属第二医院眼科中心主任、浙江大学眼科医院院长。

主要致力于白内障与人工晶体的临床和基础研究,是我国现代白内障手术的开拓者之一。在国际上首次提出非球面人工晶状体的设计并应用于实践,开创了小切口手法切核白内障手术方法,创新与改良超声乳化联合粘弹剂小管扩张切开治疗青光眼合并白内障,首次进行了软性人工晶状体的单侧改性和药物装载研究。主持并完成了30余项国家和省部级研究项目,累计发表学术论文350余篇,其中SCI收录论文150余篇。主编《眼科学》(英文原版改编)、《飞秒激光辅助白内障手术》《微小切口白内障超声乳化手术》《微小切口白内障手术学》《复杂病例白内障手术学》《白内障超声乳化吸除联合人工晶状体植入术》等多部眼科学著作。曾两次获得国家科技进步奖二等奖,并获得5项国家发明专利。先后获得瑞士Alfred-Vogt奖,美中眼科金钥匙奖、金苹果奖,亚太白内障及屈光手术学会认证教育者奖,亚太白内障及屈光手术学会金奖,中华眼科杰出成就奖等荣誉。

前　言

随着科技的进步与社会的不断发展，人们的生活方式发生了巨大的改变，大量电子产品的使用使得近视的发生率也日益升高。最新数据显示，我国近视人数高达4.5亿，且呈逐年上升的趋势。因此，近视已成为危害我国人民视觉健康的重大公共卫生问题。

厚重的眼镜给近视患者带来诸多不便，而长期佩戴角膜接触镜存在潜在风险，因此手术矫正屈光不正已成为越来越多成年近视患者的时尚选择。目前，已有多种矫正屈光不正的手术方式。其中，眼内屈光手术，尤其可植入式接触镜（implantable contact lens，又称implantable collamer lens, ICL）手术是一种已经有几十年历史并且仍在不断发展的手术技术。它避免了角膜屈光手术切削角膜组织带来的一系列并发症，同时保留了术眼自身的调节力，大大提高了近视患者特别是高度近视患者的生活品质，因此越来越受到眼科医生和近视患者的认可和关注。近年来，在中国接受ICL手术的患者数量呈不断上升趋势。目前，ICL已经发展到了第五代（中央孔型ICL/TICL），并于2014年底进入中国市场。这类新型晶体的中心有一个直径360μm的中心孔，可以使房水通过瞳孔区直接流入前房。ICL术前不再需要进行激光虹膜周切术，这减少了患者的就诊次数，同时避免了激光虹膜周切术可能引起的并发症。所有新的屈光手术都有自己的学习规律，对手术医师而言，一个标准的实践指南（能够指导如何手术，以及如何应对术中和术后的并发症）是非常重要的。然而，目前尚无针对这种新型植入晶体的手术操作与技巧的书籍面市。

作为国内最早一批开展 ICL 手术的医院，浙江大学医学院附属第二医院的手术团队已经完成了数千例中央孔型 ICL/TICL 手术，积累了丰富的临床经验。本书以精练的文字配合大量图片和视频向读者展现一种易于学习和推广的中央孔型 ICL/TICL 标准术式流程和技术，并对术中和术后并发症的处理做了详细的阐述，希望可以为 ICL/TICL 手术医生提供借鉴和帮助。

由于编撰时间紧迫，加之编者对中央孔型 ICL/TICL 这一技术的认识仍存在不足之处，本书难免存在错误和遗漏之处，恳请各位读者批评指正，不吝赐教。

杨亚波

2017 年 8 月

目　录

1 后房型有晶状体眼人工晶体的发展史及最新进展

　　屈光不正的手术矫正方式主要包括角膜屈光手术和眼内屈光手术,后者包括有晶状体眼人工晶体(phakic intraocular lens, pIOL)植入手术和透明晶状体摘除联合人工晶体植入手术。此外,后巩膜加固术、巩膜扩张术等在巩膜上施行的手术亦可归类于屈光手术,但其疗效尚需进一步证实。

　　根据在眼内的固定方式及植入位置,pIOL可分为房角支撑型、虹膜固定型、睫状沟固定型和后房悬浮型4种,前两种为前房型pIOL,后两种为后房型pIOL。前房型pIOL植入术后有引起角膜内皮失代偿和虹膜损伤的风险,近年来使用逐渐减少[1]。

　　Fyodorov S.N.教授在1986年首次推出了后房型pIOL,该pIOL为单片式领口扣形硅胶晶状体,中心在虹膜平面,部分植入后房(图1-1)。自1990年开始,国内外陆续出现了多种后房型pIOL,常用的有3种后房型pIOL,分别是美国STAAR公司生产的可植入式接触镜(implantable contact lens,又称implantable collamer lens, ICL)、美国Cincinnati Vision-Meden-

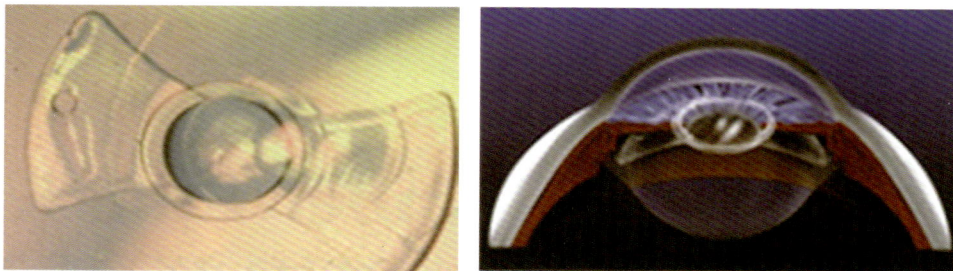

图1-1 领口扣形硅胶晶状体及其眼内植入状态

nium公司生产的有晶状体眼屈光性晶体(phakic refractive lens, PRL)和中国杭州爱晶伦科技有限公司生产的依镜®有晶状体眼屈光性晶体(postenrior chamber-phakic refractive lens, PC-PRL)。其中,ICL是睫状沟固定型的pIOL,PRL和PC-PRL是后房悬浮型的pIOL。上述后房型pIOL均植入于虹膜与自身晶状体之间,远离角膜内皮细胞,离眼球自身的节点较近。后房型pIOL的植入避免了角膜屈光手术切削角膜组织带来的一系列并发症,同时保留了术眼自身的调节力,因此越来越受到人们的关注。近年来国内外的一系列前瞻性及随机对照研究表明,后房型pIOL较角膜屈光手术能获得更好的矫正视力效果及视觉质量,尤其是对于高度近视的矫正[2-4]。

目前,国内使用的后房型pIOL主要是ICL/Toric ICL(TICL),因此本书将主要介绍ICL/TICL。自1993年第一代ICL原型植入开始,经过数十年的不断改进(图1-2),最新型的第五代中央孔型ICL/TICL(图1-3,1-4)已于2011年上市,并于2014年通过国家食品药品监督管理总局(China Food and Drug Administration,CRDA)认证。

ICL晶体由Collamer材料制成,该材料是由连接胶原和可吸收紫外线的发色团制作而成的以亲水性羟甲基丙烯酸酯为基础的共聚物。Collamer由"Collagen"和"Co-polymer"这两个单词缩拼而成。Collamer材料具有良好的生物相容性、优秀的光学兼容性和高清的视觉效果,是制作pIOL的良好材料。目前,根据矫正屈光度的性质,中央孔型ICL可以分为矫正近视的VICMO、矫正远视的ICH和矫正

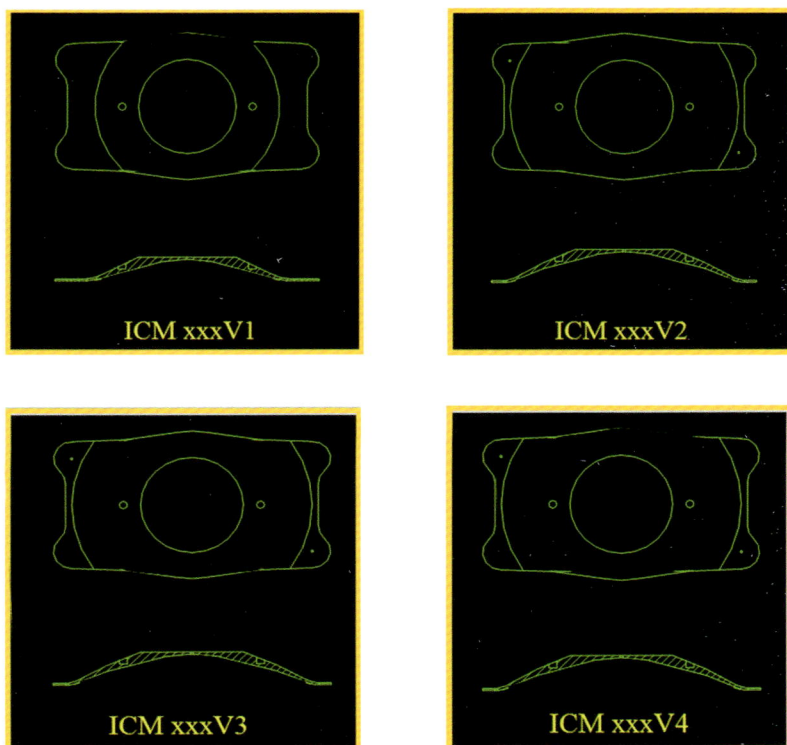

图1-2　ICM V1—V4

　　ICM xxx中M代表近视(myopia)，xxx即115，120，125，130四个编码中的一个，分别表示晶体的大小(11.5，12.0，12.5，13.0mm)，V1—V4表示第一代到第四代晶体。V2增加了拱高和标记点，V3增大了光学区，V4增加了拱高和曲率。

　　近视合并散光的VTICMO(TICL)，其中M代表近视(myopia)，H代表远视(hyperopia)。因国内远视患者的前房偏浅，矫正远视的ICH在国内很少应用，故本书只详细介绍VICMO和VTICMO。

　　ICL为矩形可折叠式单片，四足襻设计，可以通过2.8～3.2mm的角膜缘切口植入眼内。ICL晶体的前方呈拱形并凸向前，后表面是凹形的，使晶状体和ICL之间形成了空间，这一空间对于调节状态下的晶状体运动和房水流动非常重要。TICL的设计和ICL基本相同，也为矩形可折叠式单片四足襻设计，根据不同患者

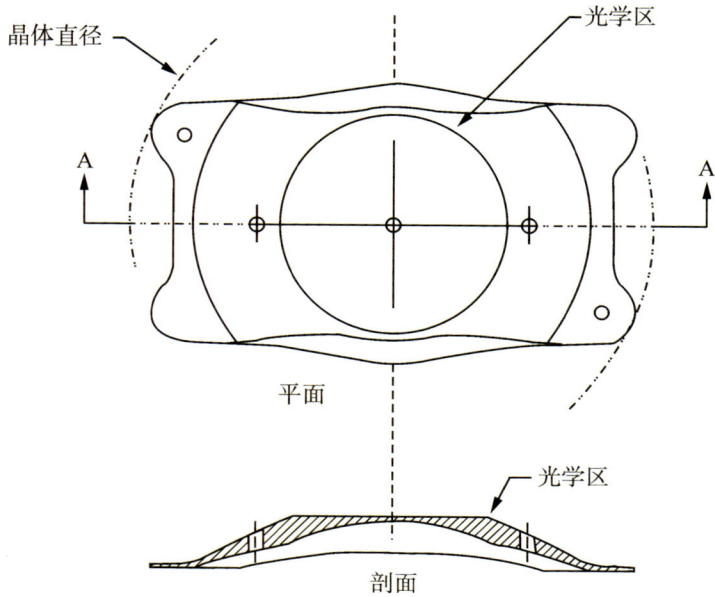

图1-3 中央孔型ICL示意

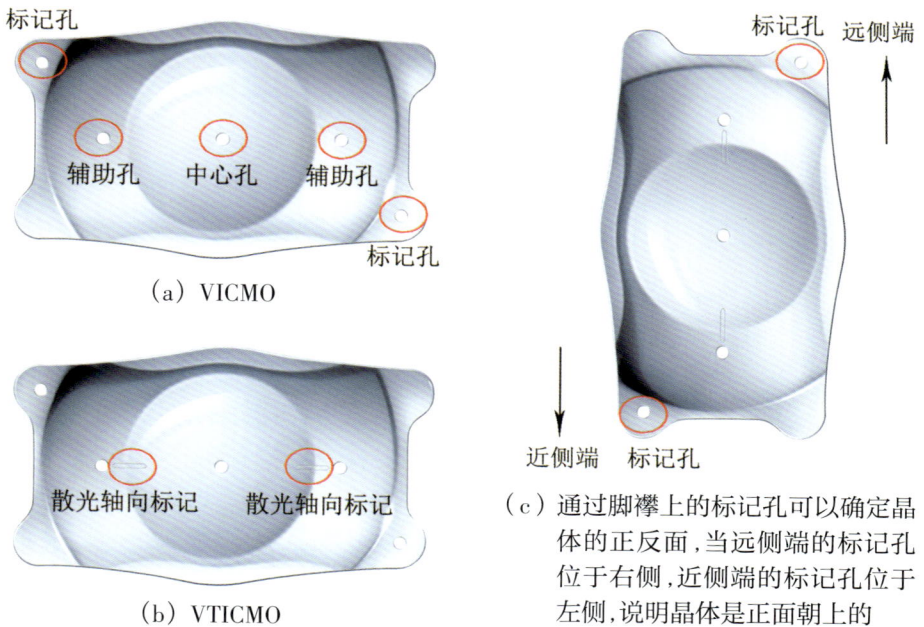

（a）VICMO

（b）VTICMO

（c）通过脚襻上的标记孔可以确定晶体的正反面，当远侧端的标记孔位于右侧，近侧端的标记孔位于左侧，说明晶体是正面朝上的

图1-4 中央孔型ICL/TICL示意

的散光情况,其柱镜设计在不同的轴向,在两个辅助孔边上各有一条散光轴向标记(图1-4)。与前几代晶体相比,中央孔型ICL/TICL(图1-3,1-4)最大的特点是晶体中心有一个直径360μm的中心孔,可以使房水通过瞳孔区直接流入前房,因此手术前不再需要进行激光虹膜周切术,减少了患者就诊次数,避免了激光虹膜周切术引起的一过性眼压升高、眼睛疼痛、视物模糊及漏光等问题,同时使房水回流通道更自然,更符合生理状态。此外,在晶体光学区周边还有两个直径360μm的孔,为房水流通提供了更大的空间。中央孔型ICL/TICL根据总长度的不同有4个型号,其总长度分别为12.1mm、12.6mm、13.2mm、13.7mm,屈光度也有所不同,光学区直径为4.9～5.8mm。VICMO的屈光度范围为−0.50～−18.00D(其中−0.50～−3.00D以−0.25D递减,−3.00～−18.00D以−0.50D递减)。VTICMO的球镜屈光度范围为−0.50～−18.00D(以−0.50D递减),柱镜屈光度范围为−0.50～−6.00D(以−0.50D递减)。

目前,具有更大光学区的ICL/TICL(V5)已上市,矫正老视和预装型的ICL/TICL也即将面市。

2 手术应用解剖

中央孔型ICL/TICL是后房睫状沟固定型的pIOL，因此，我们必须明确掌握眼前节的解剖特点。

■ 2.1 角 膜

成年人的角膜水平径约为11～12mm，垂直径为10～11mm，3岁以上儿童的角膜大小已接近成人。角膜占眼球外壁前部的1/6，与巩膜一样由纤维结缔组织构成。角膜和巩膜两者共同组成眼球的外壳，具有重要的保护作用。角膜完全透明，屈光力为40～45D，是眼球的主要屈光介质，占眼球总屈光力的70%。角膜厚度各部分不同，中央部最薄，为0.50～0.55mm，周边部约为1.0mm。角膜前表面曲率半径约为7.8mm，后表面曲率半径约为6.8mm。在组织学上，角膜分为5层，由前向后依次为上皮细胞层、前弹力层、基质层、后弹力层和内皮细胞层。

2.2　前房与前房角

前房前界为角膜内皮,后界为虹膜和瞳孔区晶状体前囊,容积为0.15~0.30ml,中央部轴深最大,周边部最浅,中央深度为2.5~3.5mm。前房角位于周边角膜与虹膜根部的连接处,是房水排出的主要通道。

2.3　虹　膜

虹膜为一圆盘状膜,自睫状体伸展到晶状体前面,将眼球前部腔隙隔成前、后房。虹膜的中央有1个2.5~4.5mm的圆孔,被称为瞳孔。虹膜由前向后可分为5层:内皮细胞层、前界膜、基质层、色素上皮层和内界膜。

2.4　睫状体、睫状沟和后房

睫状体在组织切面上表现为三角形,连接眼前节和眼后节。睫状体由外向内分为5层:睫状肌、血管层、玻璃膜、上皮细胞层和内界膜。睫状体前1/3较为肥厚,被称为睫状冠。睫状冠宽约2mm,内表面有70~80个纵行放射状突起,被称为睫状突。睫状体后2/3薄而扁平,被称为睫状体平坦部,为玻璃体手术的入路。睫状体前外侧角附着于巩膜突,且其前边的中央有虹膜根部附着,并与之形成一开口于后房的睫状沟。中央孔型ICL/TICL晶体就被固定于睫状沟内(图2-1,2-2)。正常人眼的睫状沟形状呈竖椭圆形,垂直方向睫状沟距离大于水平方向睫状沟距离。张静等2014年应用超声生物显微镜(Ultrasound biomicroscopy, UBM)检测发现,人眼垂直方向睫状沟距离为12.27mm±0.50mm,水平方向睫状沟距离为11.84mm±0.47mm[5]。后房前界为虹膜背面,后界为玻璃体囊,容积约为0.06ml。

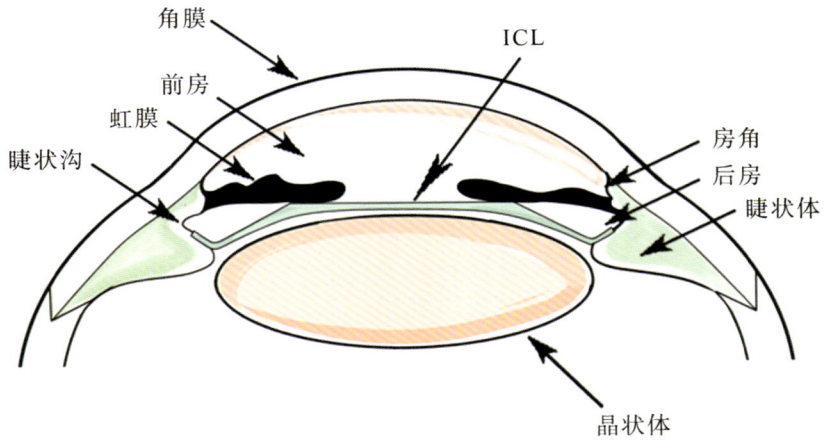

图2-1　眼前节解剖图及ICL眼内植入位置

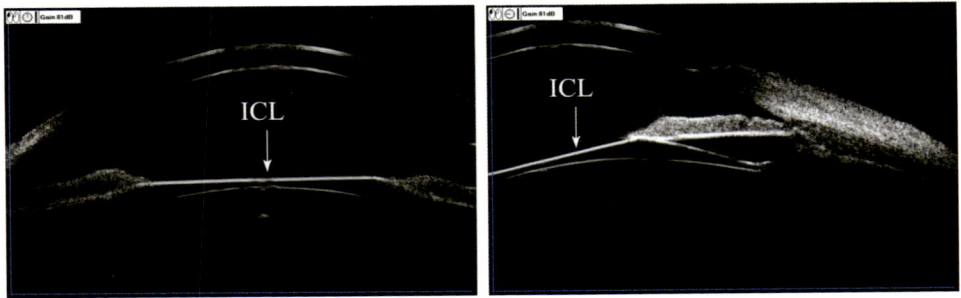

图2-2　UBM示ICL眼内植入位置

■ 2.5　晶状体

晶状体位于眼后房,处于虹膜后表面和玻璃体前表面之间,由晶状体赤道部的悬韧带与睫状体相连。晶状体直径为9～10mm,轴心部厚度为4～5mm,前曲率半径为9mm,后曲率半径为5.5mm,前后面的交界处为赤道部,距睫状突约0.5mm。

3 中央孔型 ICL/TICL 手术适应证及禁忌证

手术医生必须在术前对患者进行详尽的检查,并且向患者明确交代并解释手术的预期矫正效果和可能存在的风险,使其对该手术的利弊有一个正确的理解及客观的术后期望值。

■ 3.1 手术适应证

(1)患者有摘镜意愿和要求,能够充分了解手术风险,并且可以充分配合手术。

(2)近视度数为−0.5∼−18.0D,散光等于或小于6.0D。

(3)稳定的屈光状态(术前一年内的屈光变化不超过0.5D)。

(4)年龄一般为21∼45岁。一般情况下应避免在18岁以下的近视患者眼中植入ICL/TICL,但国外也曾报道过在儿童期植入的病例,如治疗高度屈光参差且不能耐受角膜接触镜矫正的儿童患者[6]。部分患者也可放宽至50岁,而对于50

岁以上的屈光不正患者,由于其自身调节力已逐渐减退,目前一般认为透明晶体摘除联合多焦人工晶状体植入手术对于术后长期的安全性和有效性更为有利。

（5）前房深度（anterior chamber depth,ACD）等于或大于2.8mm（从角膜内皮开始计算）。

（6）角膜内皮细胞计数:国内一般要求患者术前的角膜内皮细胞密度在2000个/mm²以上[7]。

3.2　手术禁忌证

3.2.1　绝对禁忌证

（1）角膜内皮细胞计数低或Fuch's角膜内皮营养不良等累及角膜内皮的病变。

（2）任一眼有不规则散光、虹膜炎、葡萄膜炎、虹膜粘连、色素播散综合征、视网膜病变（非近视眼底退行性变）、慢性眼内炎、黄斑退行性变或黄斑囊样水肿病史。

（3）任一眼为青光眼或诊断为高眼压。

（4）患者有进行性的威胁视力的疾病,与近视病理相关的视网膜表现不属于此列。

（5）妊娠期或哺乳期。

3.2.2　相对禁忌证

下列情况可作为相对禁忌证,需要认真考虑并与患者充分沟通。

（1）术前近视或散光状态不符合ICL/TICL手术适应证所列出范围的患者。这部分患者如果术后裸眼视力不十分理想,可根据角膜条件和患者的意愿施行角膜屈光手术并进行屈光度调整。

（2）ACD 小于 2.8mm。2014 年 Lim 等发现在 ACD 为 2.42～2.79mm 的患者眼中植入 ICL/TICL，除少数患者出现前囊下白内障外未发现其他严重的并发症[8]。

（3）对视力无明显影响的静止性先天性白内障。

（4）独眼。

（5）最佳矫正视力较差。

（6）瞳孔较大或者异常。

（7）稳定的圆锥角膜。

4 中央孔型ICL/TICL植入术前检查及相关设备

■ 4.1　病　史

4.1.1　屈光不正病史及角膜接触镜佩戴史

屈光状态稳定通常指近1年内屈光度的变化不超过0.5D。术前应询问患者屈光不正病史，以便确定屈光状态的稳定性。此外，近期佩戴角膜接触镜将影响角膜曲率测量的准确性，使屈光状态不稳定。因此，角膜接触镜佩戴者应该在术前检查和手术期间停戴角膜接触镜。软性角膜接触镜至少停戴一周，硬性透氧性（rigid gas permeable，RGP）角膜接触镜至少停戴4周，角膜塑形镜（Othokeratology，OK镜）至少停戴3个月。

4.1.2　既往眼病史及手术史

圆锥角膜、透明边缘角膜变性、蚕食性角膜溃疡、基质性角膜营养不良、上皮性角膜营养不良等角膜病变会影响视力的恢复,是中央孔型ICL/TICL手术的禁忌证。但是,对于顿挫型圆锥角膜的患者,如果处于稳定期,则可以考虑手术。对于细菌性或病毒性角膜炎患者,至少要在炎症缓解6个月后才可以进行手术。对于因周边部视网膜裂孔或变性而接受眼底激光光凝,或者因孔源性视网膜脱离行巩膜外加压手术的患者,术后随访6个月以上,如果视网膜情况和屈光状态稳定则可考虑进行手术。而角膜移植术后,多数患者因角膜内皮细胞计数少而达不到手术要求,是该手术的禁忌证。对于高度近视伴眼球震颤、斜视或弱视的患者,如果验光表明视力能有所提高,且患者对结果满意也可考虑进行手术。

4.1.3 全身病史

全身病史系统性疾病(包括糖尿病、Sjögren综合征、类风湿性关节炎和胶原性血管病)是中央孔型ICL/TICL手术禁忌证。

■ 4.2 眼部检查

4.2.1 眼前节检查

在裂隙灯下检查患者眼前节有无感染、炎症或干眼体征,如有,则需要进行相应的治疗;检查有无圆锥角膜、角膜营养不良或角膜瘢痕的体征;散瞳后仔细检查有无白内障的体征,周边部晶状体点状混浊虽不是手术的禁忌证,但需在术前告知患者。

4.2.2 眼后节检查

对于所有患者,都应在术前散瞳后进行详细的眼底检查,特别是高度近视患者,应该使用三面镜或Volk镜仔细检查周边部视网膜,及时发现周边部隐藏的病变,如视网膜裂孔、格子样变性或局限性脱离等。对这类周边部视网膜病变患者,应进行预防性的激光光凝治疗,再根据具体情况,在治疗数周后进行手术。对黄斑部进行光学相干断层扫描(optical coherence tomography, OCT)检查,可以更好地发现黄斑部的病变,从而更好地在术前评估患者视功能。

4.2.3 眼 压

高度近视患者罹患青光眼的比例要高于普通人群,应在术前检查眼压,并结合角膜厚度评估眼压水平。仔细检查视神经,必要时进行视盘OCT和视野检查,以除外青光眼或高眼压症。

◼ 4.3 屈光检查

眼屈光状态的检查采用他觉验光(电脑验光或检影验光)和主觉验光结合的方式。对于40岁以下患者,术前应进行散瞳验光,以获得准确的屈光度。记录术前未矫正视力、最佳矫正视力、优势眼及调节力等。

◼ 4.4 辅助检查及相关设备

4.4.1 ICL/TICL手术的专科检查

(1)角膜内皮细胞计数:ICL/TICL手术是内眼手术,因此术前应对患者进行角膜内皮显微镜检查(图4-1),一般情况下,当角膜内皮细胞密度低于2000个/mm^{2}时,不适合手术。

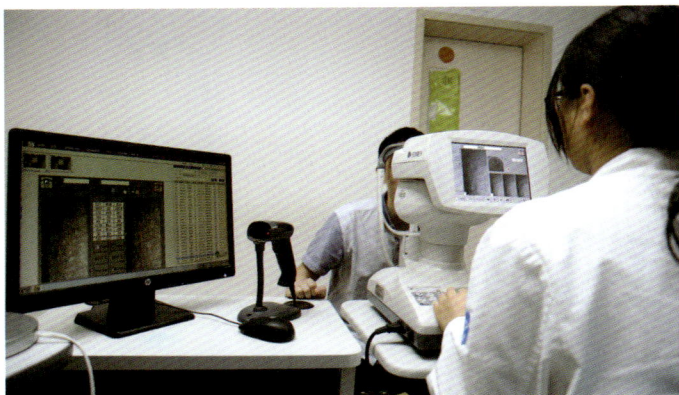

图4-1　角膜内皮细胞检查

（2）ACD测量：可以使用A超、UBM（图4-2）、IOL Master（光学生物测量仪）、角膜地形图系统（Pentacam, Orbscan）（图4-3，4-4）、前节OCT等仪器测量ACD。值得注意的是，各种测量仪器都可能存在误差，不同仪器之间也存在差别。一般认为，A超和UBM的测量结果与操作者的经验及患者的配合程度关系较大，可重复性不是很好。后面几种仪器进行的是光学测量，可重复性更高，而且更加方便。此外，手术医师评估的ACD是减去角膜厚度后的净值。IOL Master测量的ACD是包含角膜厚度的，因此评估时应减去角膜厚度；而Pentacam和Orbscan检查时，测量的ACD可以设定为包括或不包括角膜厚度，手术医师应注意检测标志。

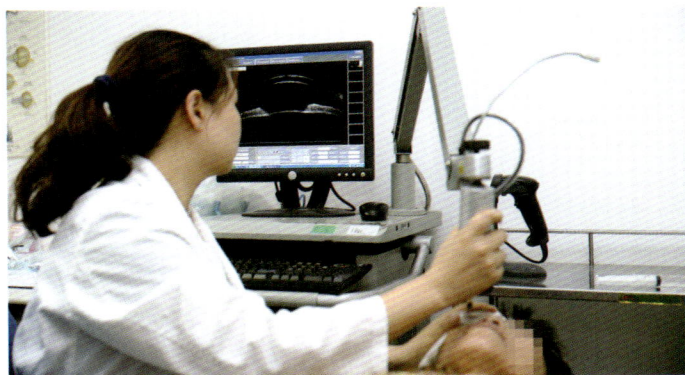

图4-2　UBM检查

15

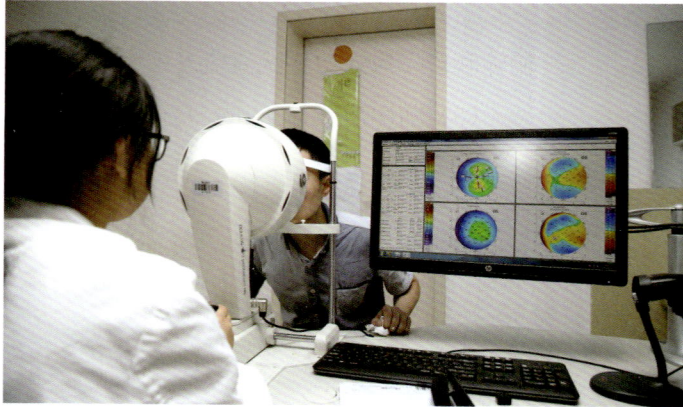

图4-3 Pentacam角膜地形图检查

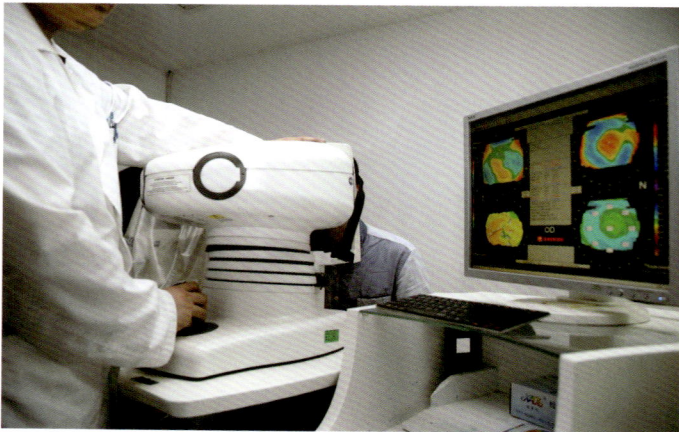

图4-4 Orbscan角膜地形图检查

（3）角膜白到白距离（角膜水平直径）：测量角膜白到白距离即角膜水平直径，用来推测睫状沟直径并判断选择 ICL/TICL 的直径，在术前检查中非常重要。由于角巩膜缘宽度的个体差异较大，很难精确地测量角膜白到白距离，不同检查者的测量值存在较大差异。角膜白到白距离可用以下几种方式来测量。

① 卡尺：测量的金标准，但受检查者的主观因素影响较大[9]。

② Orbscan：ICL/TICL 最初的软件计算依据，比较可靠[10,11]。

③ Pentacam：国内多家医院使用，测量值相比 Orbscan 略大[12]。

④ IOL Master：测量值通常偏大 0.3～0.5mm[13-15]。

⑤ UBM 和前节 OCT：两者可以测量水平及垂直直径上房角到房角的距离。此外，UBM 可以检查有无虹膜囊肿、睫状体囊肿，以及测量水平和垂直睫状沟直径。

文献表明，白到白距离测量结果：IOL Master＞Pentacam＞Orbscan；ACD 测量结果：Pentacan＞Orbascan[13-20]。部分学者认为测量得到的白到白距离不能真实反映睫状沟直径，而使用 UBM 测量得到的睫状沟直径来选择晶体直径更能够获得理想的拱高。我们的经验是综合考虑白到白距离和 UBM 测量得到的睫状沟直径以及前房深度来选择晶体直径。如果白到白距离和 UBM 测量得到的睫状沟直径匹配，则使用白到白距离进行计算；如果两者不匹配且白到白距离处于临界，则通常参考睫状沟直径进行选择（详见中央孔型 ICL/TICL 晶体计算及选择）。

4.4.2　其他检查

（1）角膜厚度测量：角膜厚度对 ICL/TICL 手术的影响较小。一般认为术前角膜过薄（小于 450μm）是角膜屈光手术的相对禁忌证，这类患者可以选择 ICL/TICL 手术。可以使用超声法角膜测厚仪、角膜地形图、前节 OCT 等仪器来测量角膜厚度。

（2）角膜地形图：除了可以测量白到白距离、ACD、瞳孔直径、角膜厚度等参数外，还可以用于圆锥角膜的早期诊断。

（3）瞳孔直径：测量应在半暗状态下进行，如果瞳孔直径较大（大于 7mm），则提示暗光下可能出现光晕。可以用瞳孔尺来测量瞳孔直径。此外，角膜地形图和波前像差检查的瞳孔直径参数分别提示明视及暗视状态下的瞳孔直径。

（4）黄斑 OCT：排查黄斑劈裂和黄斑出血及新生血管。

（5）IOL Master：便于术后随访是否有近视性眼轴增长。

4.4.3 专科检查设备

（1）Orbscan角膜地形图系统：Orbscan角膜地形图系统（图4-4）是由美国博士伦公司生产的，它的出现使人们对角膜形态有了更加深入的了解。Orbscan角膜地形图系统由光学头部、计算机处理系统及彩色打印机组成。其拍摄数据的方式是Placido盘结合平行裂隙扫描模式，以Placido盘获取角膜的前表面数据，以平行裂隙扫描模式获取后表面高度值，该方式可以检测角膜前表面曲率、角膜前后表面地形及全角膜厚度。此外，Orbscan角膜地形图系统还是一个眼前节检测系统，可以检测眼前节其他结构，例如，角膜白到白距离、瞳孔直径、ACD、角膜最小厚度及Kappa角等。Orbscan角膜地形图系统在ICL/TICL手术中的应用主要是测量角膜白到白距离、ACD、角膜厚度，以及圆锥角膜的早期诊断。

（2）UBM：UBM（图4-2）是一种新型的眼科B超影像学检测工具，其利用高频超声（50MHz～100MHz）作为探测能源，结合计算机图像处理技术为人们提供不同断面的眼前节二维图像。UBM可以在活体上观察角膜、虹膜、房角等眼前节结构以及裂隙灯显微镜和前节OCT难以观察到的睫状体和后房形态。由于ICL/TICL晶体固定于睫状沟内，因此睫状沟距离的测量非常重要。由于检测技术的限制，目前对于睫状沟距离的直接测量以及其正常参数范围估计所知甚少。在临床上，多以Obscan测量的白到白距离来间接推测睫状沟距离，但近年来研究显示这种方法有时会带来较大误差，我们的经验是综合考虑白到白距离和UBM测量得到的睫状沟直径以及前房深度来选择晶体直径。UBM在ICL/TICL手术中的主要应用：测量睫状沟距离和ACD；观察ICL/TICL晶体在眼内的位置，尤其是拱高的测量，评估ICL/TICL晶体与周围组织的相互关系。此外，UBM还可以发现虹膜肿瘤和睫状体囊肿等异常结构。

▪ 4.5 术前检查流程

检查顺序总的原则:先非接触性检查,后接触性检查;先小瞳孔检查,后散瞳检查。中央孔型ICL/TICL植入术前检查流程见图4-5。

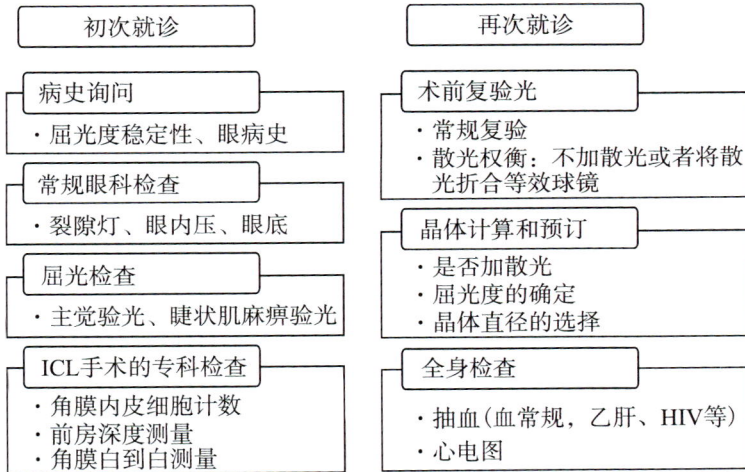

```
┌──────────────────┐        ┌──────────────────┐
│     初次就诊      │        │     再次就诊      │
└──────────────────┘        └──────────────────┘

┌──────────────────┐        ┌──────────────────────────┐
│ 病史询问          │        │ 术前复验光                │
│ ·屈光度稳定性、眼病史 │      │ ·常规复验                 │
└──────────────────┘        │ ·散光权衡:不加散光或者将散 │
                            │   光折合等效球镜            │
┌──────────────────┐        └──────────────────────────┘
│ 常规眼科检查      │
│ ·裂隙灯、眼内压、眼底 │      ┌──────────────────────────┐
└──────────────────┘        │ 晶体计算和预订             │
                            │ ·是否加散光               │
┌──────────────────┐        │ ·屈光度的确定             │
│ 屈光检查          │        │ ·晶体直径的选择           │
│ ·主觉验光、睫状肌麻痹验光 │  └──────────────────────────┘
└──────────────────┘
                            ┌──────────────────────────┐
┌──────────────────┐        │ 全身检查                  │
│ ICL手术的专科检查 │        │ ·抽血(血常规,乙肝、HIV等) │
│ ·角膜内皮细胞计数 │        │ ·心电图                   │
│ ·前房深度测量     │        └──────────────────────────┘
│ ·角膜白到白测量   │
└──────────────────┘
```

图4-5 中央孔型ICL/TICL植入术前检查流程

5 中央孔型 ICL/TICL 晶体计算及选择

中央孔型 ICL/TICL 晶体计算的必备数据包括：①球镜（综合验光）；②柱镜（综合验光）；③轴向（有效范围 0～180°）；④K 值（K1 值及轴向，K2 值及轴向）；⑤ACD（前房深度，必须等于或大于 2.8mm，单位：mm）；⑥WTW（白到白距离，单位：mm）；⑦CT（角膜厚度，单位：mm）。

◼ 5.1 晶体直径的选择

ICL/TICL 晶体直径的选择非常重要。晶体直径偏大可能导致周边前房变浅，房角关闭，瞳孔阻滞，眼压升高以及色素播散综合征的发生；而直径偏小会导致 ICL/TICL 与自身晶状体距离过近甚至接触，引起晶状体前囊混浊甚至白内障的发生，直径偏小还会导致 TICL 的旋转。

最初，关于 V4 型 ICL/TICL 晶体直径的计算及选择方案为：

- ACD≤3.5mm 者，ICL/TICL 的直径＝WTW＋0.5mm。

● ACD≥3.5mm者,ICL/TICL的直径＝WTW＋1.0mm。

这个方案的WTW是以Orbscan测量设定的。根据这个公式计算并选择合适的ICL/TICL晶体。V4型和中央孔型ICL/TICL晶体的直径对照表见表5-1。

表5-1　V4型和中央孔型ICL/TICL晶体的直径对照表

V4型（mm）	11.5	12.0	12.5	13.0
中央孔型（mm）	12.1	12.6	13.2	13.7

我们对中央孔型ICL/TICL晶体直径的选择做了经验总结（表5-2）。

表5-2　中央孔型ICL/TICL晶体直径选择的经验总结

WTW（mm）	中央孔型ICL/TICL直径（mm）
10.5～11.1	12.1
11.2～11.6	12.6
11.7～12.2	13.2
12.3～12.5	13.7

需要注意的是,对于位于临界值的WTW,晶体直径的选择需要根据前房深度进行调整。比如,WTW为11.6mm,如果前房深度很深,就可能需要选择13.2mm而不是12.6mm的晶体;如果前房深度较浅,则需要选择12.6mm的晶体。对于处于临界值的WTW,选择晶体时还需要同时参考睫状沟直径大小。目前,ICL/TICL晶体只有4个型号,必要时可以同时订购相邻两个型号的晶体以便手术时选择。

5.2　晶体度数的计算及选择

对于屈光度过高的患者,如何选择晶体呢?对于球镜,一般建议选择最大校正度数。对于柱镜,在能够选择的范围内,适度矫正。当选择散光欠矫时,建议术前试镜,从而预测术后视力。如果计划术后联合角膜屈光手术矫正散光,则可以只选择球镜矫正。什么样的患者需要选择带散光的TICL晶体呢?常规,如果患者的散光大于1.5D,就选择TICL晶体;反之,则选择ICL晶体。对于低于1.5D的散光患者,有必要在术前同时检查带和不带散光的验光参数,比较他们的矫正视力差异,并由医生提出建议让患者最终选择ICL还是TICL。

达视光学设备技术有限公司(STAAR公司)提供了在线的ICL/TICL晶体度数计算软件。进入网页(https://ocos.staarag.ch/landing/)后,输入用户名和密码,选择CALCULATOR,即可计算(图5-1,5-2)。

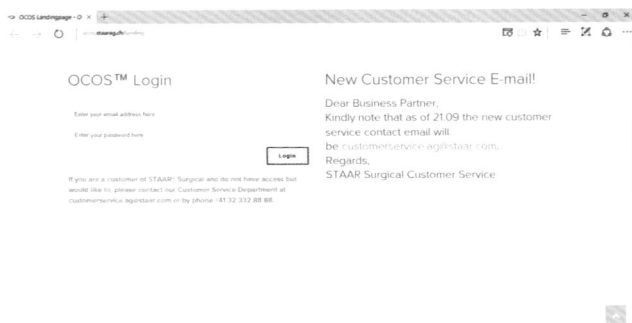

图5-1 STAAR公司提供的在线计算网站登录页面

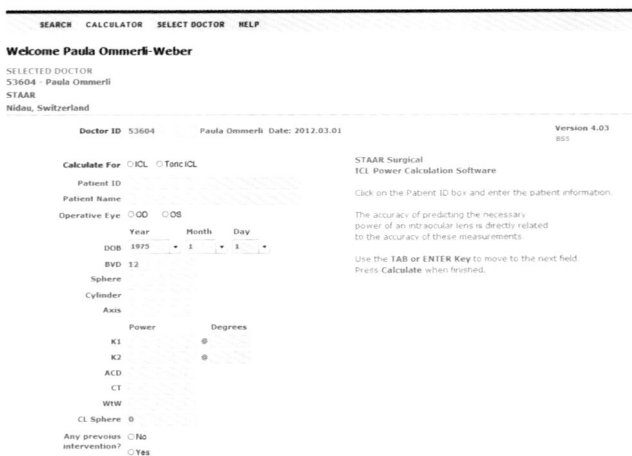

图5-2 晶体计算所需的患者信息和数据

在CALCULATOR页面上输入之前提到的必备数据，网站计算器会为我们提供推荐的晶体度数、直径以及模拟得到的植入术后的最终屈光度。晶体的尺寸和散光的度数是可以选择的，医生可以根据患者的个人情况和自身经验来帮患者选择并订购合适的晶体（图5-3）。选择原则：患者术后预期屈光度“宁负勿正”，所选晶体的轴位与计算所得晶体的散光轴位最近（图5-4）。

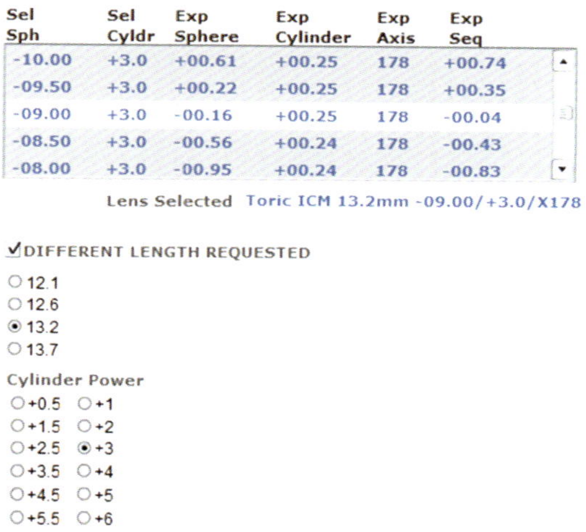
Sel Sph
Sel Cyldr
Exp Sphere
Exp Cylinder
Exp Axis
Exp Seq
-10.00 +3.0 +00.61 +00.25 178 +00.74
-09.50 +3.0 +00.22 +00.25 178 +00.35
-09.00 +3.0 -00.16 +00.25 178 -00.04
-08.50 +3.0 -00.56 +00.24 178 -00.43
-08.00 +3.0 -00.95 +00.24 178 -00.83
Lens Selected Toric ICM 13.2mm -09.00/+3.0/X178
DIFFERENT LENGTH REQUESTED
12.1
12.6
13.2
13.7
Cylinder Power
+0.5
+1
+1.5
+2
+2.5
+3
+3.5
+4
+4.5
+5
+5.5
+6

图5-3 选择合适大小和度数的晶体

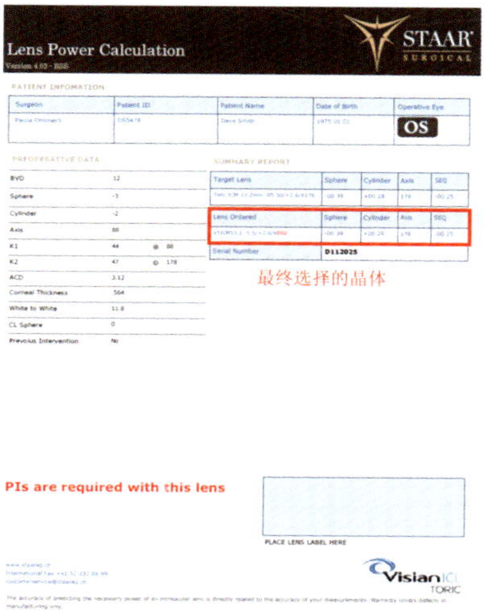
Lens Power Calculation
STAAR SURGICAL
OS
D112025
最终选择的晶体
PIs are required with this lens
PLACE LENS LABEL HERE
Visian ICL TORIC

图5-4 最终选择的晶体

6 中央孔型ICL/TICL手术步骤及技巧

■ 6.1　术前准备及注意事项

6.1.1　术前准备

（1）术前3d起使用广谱抗生素滴眼液滴眼,如左氧氟沙星滴眼液、氧氟沙星滴眼液、妥布霉素滴眼液等,4次/d。术前可使用人工泪液滴眼来滋润眼表,如玻璃酸钠滴眼液、羧甲基纤维素钠滴眼液、聚乙二醇滴眼液等,4次/d。

（2）注意眼部清洁,有急性结膜炎及面部感染者需治愈后才能手术。

（3）于术前一天搞好个人卫生,手术当天勿用眼部化妆品及香水。

（4）术前需做眼别标记,医师一般在手术当天于患者待手术眼的太阳穴位置用黑色油性笔做空心圆的眼别标记(图6-1),以便于手术开始前核对眼别。

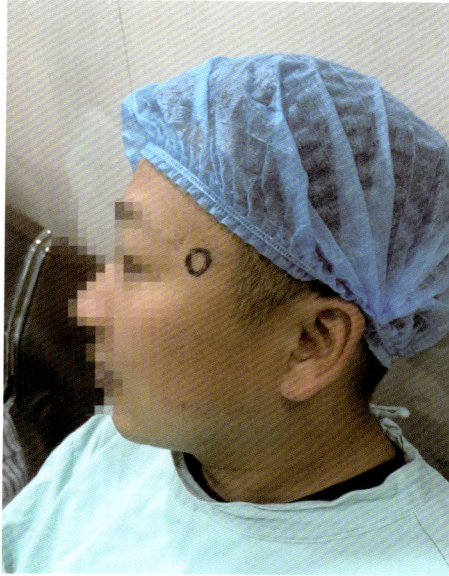

图6-1　眼别标记

（5）TICL手术前标记。如行TICL手术,需于手术当天术前在裂隙灯下做角膜缘水平标记,以利于术中散光轴位的定位。一般做法是在进入手术间前,先在裂隙灯下将裂隙光调至水平位,用标记笔标记0—180°轴,术中再根据旋转图调整TICL的旋转角度(图6-2)。该过程可由主刀或助手完成。目前,有些医生选择在散瞳前做角膜缘水平标记,有些医生选择在散瞳后做标记。在散瞳前进行标记,可以使角膜缘水平标记的准确性不受散瞳后眼球前节解剖结构改变的影响,但在小瞳孔下进行标记时,反光范围会超过瞳孔范围,可能影响标记者的观察及操作的准确性。在散瞳后进行标记,可以排除瞳孔过小对操作的影响,使操作更方便,但散瞳引起的眼球前节的解剖结构变化也会对标记的准确性产生影响。

另一种方法是将裂隙灯裂隙直接放置在所要植入TICL的轴位上(根据打印好的TICL轴向旋转图和眼别)进行标记,术中直接将TICL轴向与之对准即可。采用这种方法可以让手术步骤更简单快捷,但也对做标记的医生提出了更高的要求,而且术前标记操作更为烦琐,易出错,需双人核对。

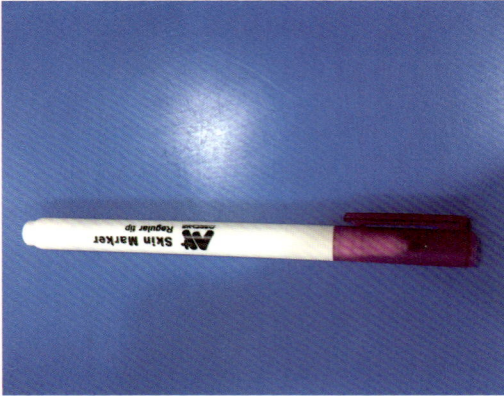

（a）标记笔

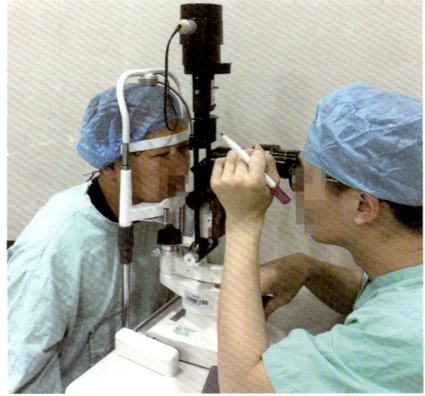

（b）在裂隙灯下进行标记

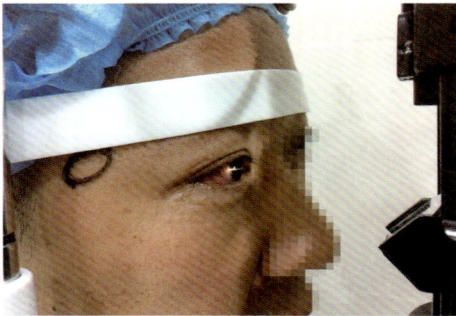

（c）将裂隙光调整成细长形，并横置于角膜中央反光点

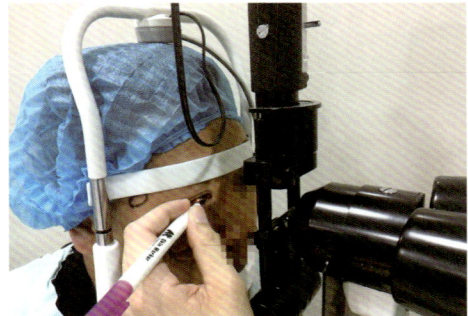

（d）裂隙光与角膜缘的交界点用油性笔做标记

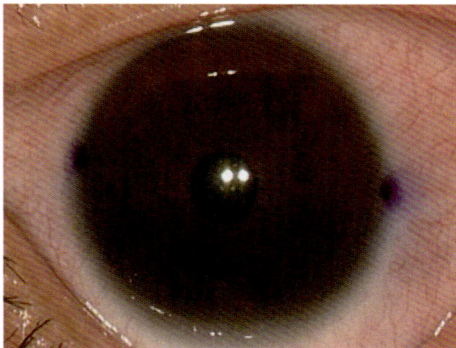

（e）散瞳前做角膜缘水平标记

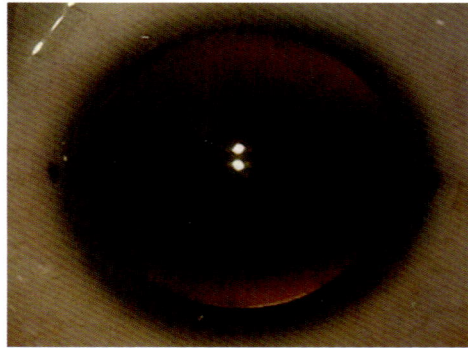

（f）散瞳后做角膜缘水平标记

图6-2　TICL手术前的角膜缘水平标记

（6）术前散瞳。术前20min，使用复方托吡卡胺滴眼液散瞳，1次/5min，共4次。当瞳孔的直径散大至瞳孔缘距角膜缘1.0～1.5mm时，比较适合手术操作。瞳孔过小，不利于将ICL的襻调整至虹膜后方；瞳孔过大，周边虹膜不能覆盖住襻部，同样会影响ICL的位置居中和稳定（图6-3）。

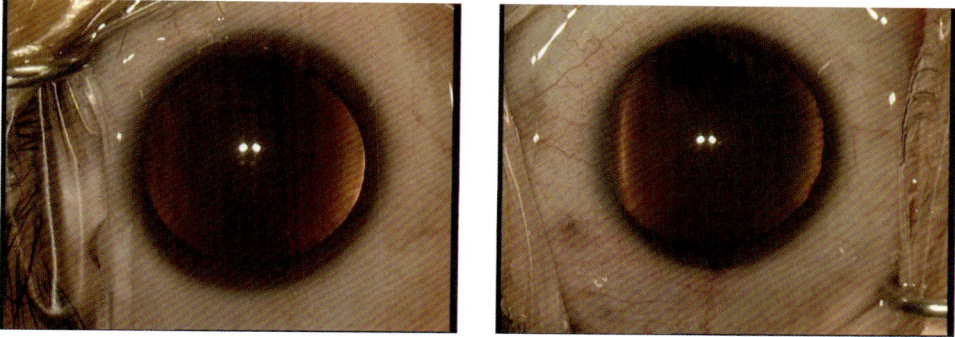

（a）瞳孔大小合适，瞳孔缘距角膜缘1mm   （b）瞳孔过大

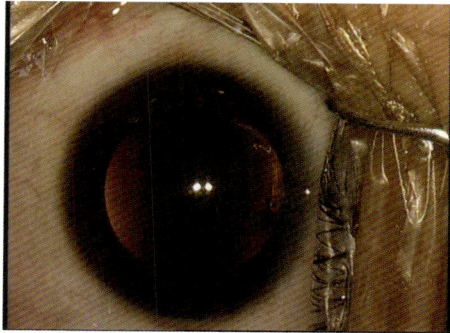

（c）瞳孔过小

图6-3　术前散瞳

6.1.2　手术器械

（1）检查并消毒准备好ICL/TICL手术全套器械，需特别关注专用镊子的维护情况，使用无粉无菌手套。

（2）基本器械包括：开睑器、MicroSTAAR®推注系统、专用棉签、ICL装载镊

（拉镊）、ICL调位钩、定位环、显微有齿镊、晶体装载舱、角膜侧切口穿刺刀、
3.0mm角膜穿刺刀、三角规尺等（图6-4）。

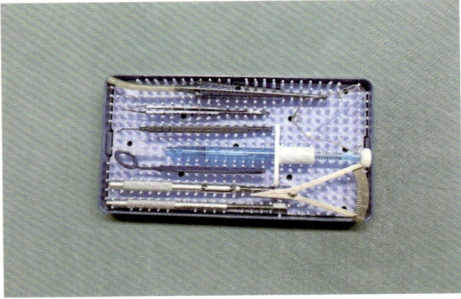

（a）器械合影

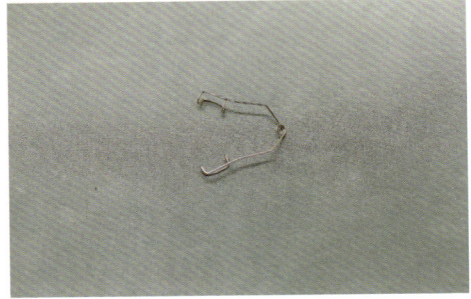

（b）开睑器

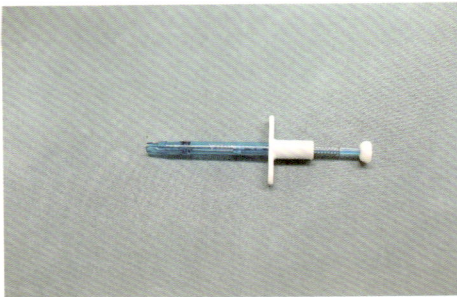

（c）MicroSTAAR®推注系统

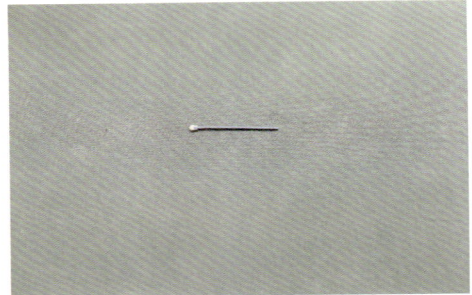

（d）专用棉签

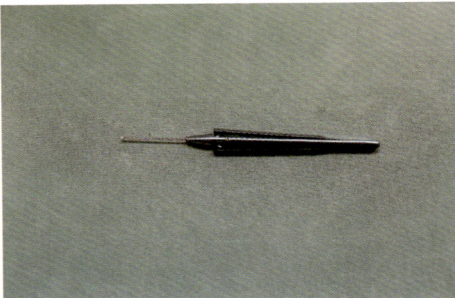

（e）ICL装载镊（拉镊）

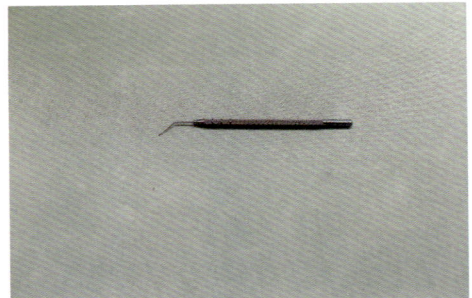

（f）ICL调位钩

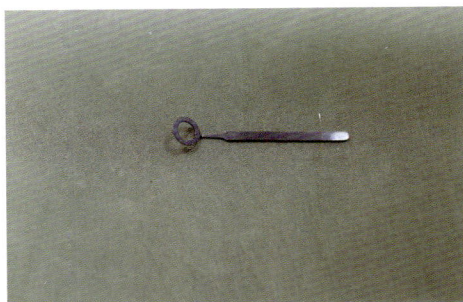

（g）定位环

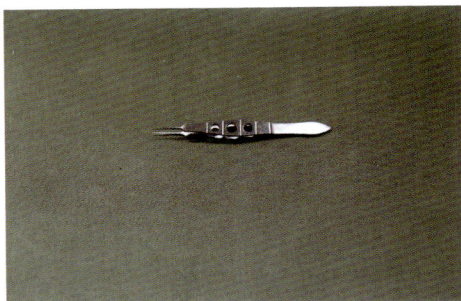

（h）显微有齿镊

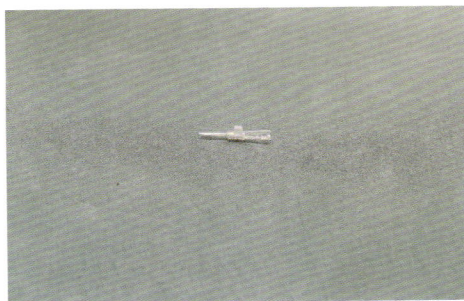

（i）晶体装载舱

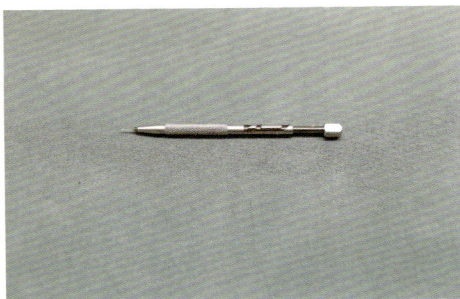

（j）角膜侧切口穿刺刀

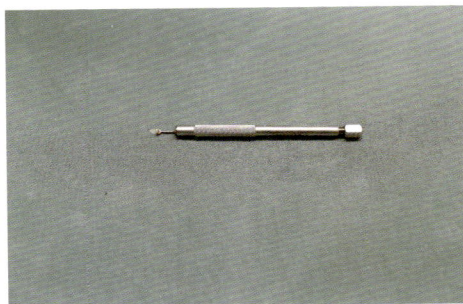

（k）3.0mm 角膜穿刺刀

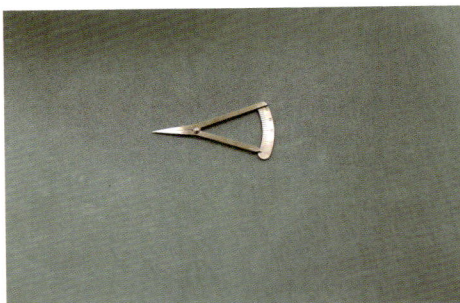

（l）三角规尺

图6-4 ICL/TICL 手术所需器械

　　（3）确认手术室屈光性晶体 ICL/TICL 到位,核对晶体参数(包括主刀姓名,患者姓名,眼别,晶体度数和直径,晶体编号等),确认晶体订购单和晶体外包装上的信息一致(图6-5)。这是最重要的环节,每个人的 ICL/TICL 晶体参数不一样,只有在确认 ICL/TICL 晶体到位和参数正确后才可以开始手术。

STAARSURGICAL

Lens Power Calculation
Version 4.06 - BSS

PATIENT INFOMATION

Surgeon	Patient ID	Patient Name	Date of Birth	Operative Eye
Yabo YANG 主刀姓名	患者编号	患者姓名	患者出生日期	**OD**

PREOPERATIVE DATA

BVD	12
Sphere	-8.25
Cylinder	0
Axis	0
K1	42.2 @ 66
K2	41.6 @ 156
ACD	3.15
Corneal Thickness	0.501
White to White	11.4
CL Sphere	0
Previous Intervention	No

SUMMARY REPORT

Target Lens	Expected			
	Sphere	Cylinder	Axis	SEQ
Myopic 12.6mm -09.00	-00.15	+00.02	066	-00.14

Lens Ordered	Expected			
	Sphere	Cylinder	Axis	SEQ
VICMO12.6 -09.00 晶体直径和度数				
Serial Number				

No PIs are required with this lens

PLACE LENS LABEL HERE

www.staarag.ch
International Fax +41 32 332 88 99
customerservice@staarag.ch

EVO
VisianICL

The accuracy of predicting the necessary power of an intraocular lens is directly related to the accuracy of your measurements. Warranty covers defects in manufacturing only.

（a）ICL手术患者晶体订购确认单，提供了主刀姓名、患者姓名、眼别、ICL晶体直径和度数等

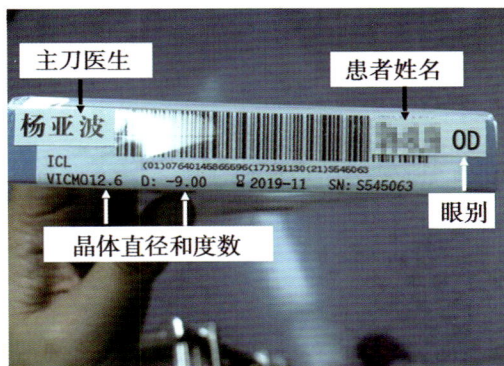

（b）ICL晶体外包装信息单，提供了主刀姓名、患者姓名、眼别、ICL晶体直径和度数等

（c）TICL手术患者晶体订购确认单，提供了主刀姓名、患者姓名、眼别、晶体编号，TICL晶体直径和度数，以及晶体植入眼内后需旋转的角度等

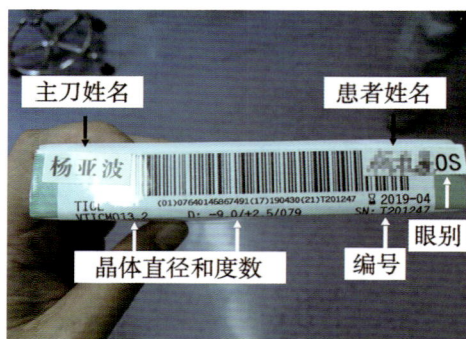

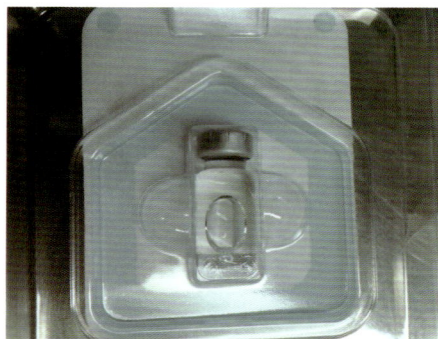

（d）TICL晶体外包装信息单，提供了主刀姓名、
患者姓名、眼别、晶体编号、TICL晶体直径
和度数等

（e）晶体内包装

图6-5　确认手术室屈光性晶体ICL/TICL到位

（4）ICL装载镊（拉镊）的清洁和护理。应在流水下清洁ICL装载镊，且勿用手接触其前端。若必须接触拉镊前端，也应非常轻柔，勿使拉镊前端与任何硬的表面接触。每个拉镊都配有一个套管，在拉镊没有被使用的时候，都应套上套管以保护拉镊前端。消毒时，一定要保证拉镊前端不被坚硬物品碰触。根据经验，拉镊的损坏常常是由医护人员在清洗和消毒时的不恰当操作造成的。另外，使用过的拉镊在经彻底清洁后应立即放回存储盒内（套上套管）。

（5）推注器的消毒和护理。推注器可反复清洁、消毒（高温，但不超过132℃）20次。

（6）所有ICL器械的消毒均应在有足够大空间的高压蒸汽灭菌托盘内进行，以保证每个器械都能得到彻底消毒。不能在仅仅可容下器械的空间内消毒！

■ 6.2　标准化手术流程

中央孔型ICL/TICL手术为显微内眼手术，并且保留了患者的晶状体，需在狭小的前房空间内进行操作。因此，术者应该有丰富的显微手术操作经验，同时要时刻牢记该项手术为"有晶状体眼手术",通过实施标准化、稳定、准确和简捷的手术操作步骤,保证手术的安全和效果,将术眼的损伤概率降到最低。对于双眼需要手术者,按照术者的习惯安排手术顺序。手术可以分2天进行,第1天先对一只眼进行手术,第2天再对另一只眼进行手术。双眼也可安排在同一天,但需要分台,对每只眼都按一台独立的手术对待,消毒、铺巾、手术器械、耗材和用药都要独立分开,并按手术流程分别进行。

6.2.1 麻 醉

术者在术前和患者进行沟通,并根据患者的配合程度,选择合适的麻醉方式。由于手术操作时间相对较短,一般使用表面麻醉即可,可选用盐酸丙美卡因滴眼液。一般于术前2min开始滴眼,1次/min,滴两次,消毒后再滴1次,即可进行手术。对于极少数情绪比较紧张,预期手术中配合欠佳的患者,可以使用2%利多卡因液进行球周或球后麻醉。需要特别注意的是,由于高度近视患者眼轴较长,眼球壁较薄且存在后巩膜葡萄肿,所以在进行球周或球后麻醉时必须特别小心谨慎,防止刺穿眼球。一旦发现异常,应立即终止手术,并请眼底病专科医生会诊并进行相应的处理,必要时进行视网膜光凝或冷冻。对于情绪紧张的患者,还可以适当给予口服或静脉镇静剂。在特殊情况下,为降低术中后房压力,可在术前30min静脉给予20%甘露醇以降低后房压力(甘露醇的使用量根据患者的年龄和体重进行计算,一般为20%溶液,1~2g/kg)。

6.2.2 体位、消毒及铺巾

患者取仰卧位,术者一般坐于患者颞侧(图6-6)。常规消毒铺巾。贴薄膜巾时,应注意

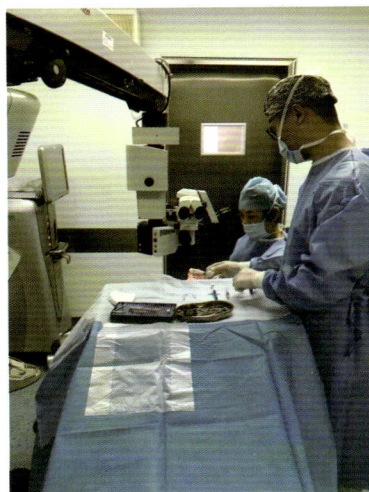

图6-6 手术时患者体位和术者方位

将上下眼睑分开,以便于手术时薄膜巾能将上下眼睑及睫毛包裹住,防止睑板腺
分泌物及睫毛污染手术操作区域(图6-7)。

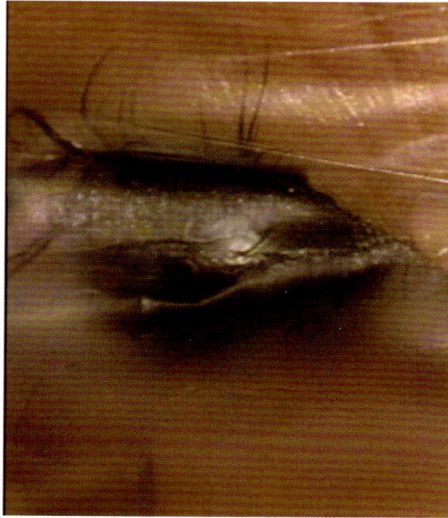

图6-7　贴薄膜巾

6.2.3　ICL/TICL 晶体的装载

主刀医师在显微镜下将 ICL/TICL 晶体装入专用注射器内。正确安装是 ICL/
TICL 晶体成功植入后房的关键之一。需要特别注意的是,在做角膜切口之前,应
提前将 ICL/TICL 预置入推注器内。这样,即使晶体装载失败而导致手术取消,也
不会对患者眼睛造成无谓的损伤。ICL/TICL 晶体装载的方法如下。

（1）准备工作:打开晶体容器,可徒手(图6-8,录
像1)或用血管钳(录像2)完成;将棉签头浸入 ICL/TICL
容器或装有平衡盐溶液(balanced salt solution, BSS)的
杯内充分润湿(至少2min),装载过程中棉签头需一直保
持水化,勿干燥(图6-9)。

录像1　　　录像2

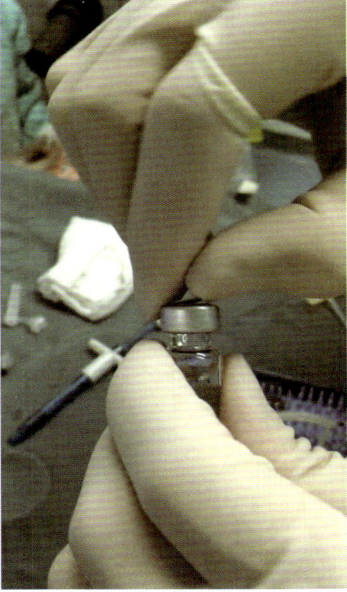

（a）掰开晶体瓶盖中央的金属圆片

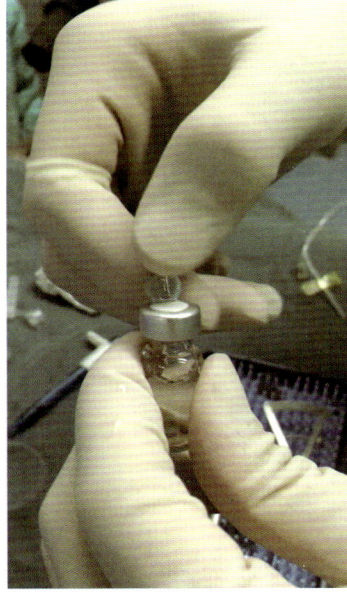

（b）将金属圆片翘起

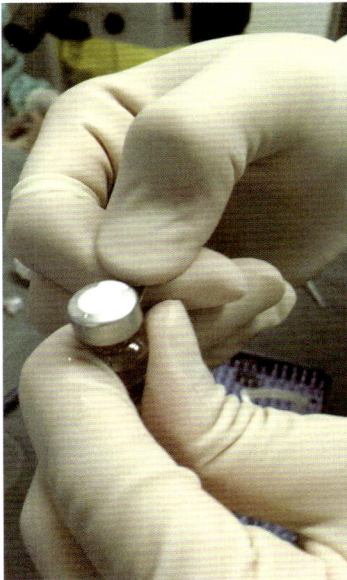

（c）顺势将金属圆片下拉

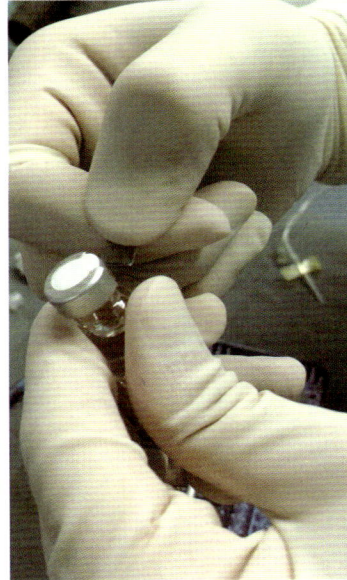

（d）使环形金属部分断开

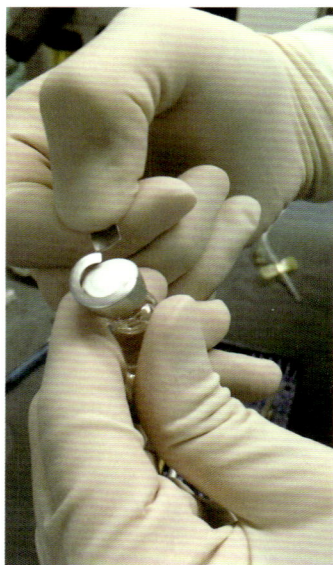

（e）将环形金属部分沿弧形方向打开

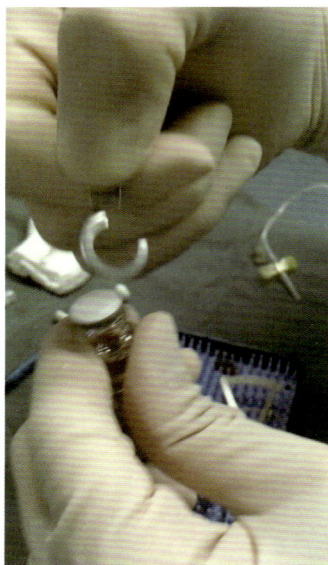

（f）将环形金属部分取下

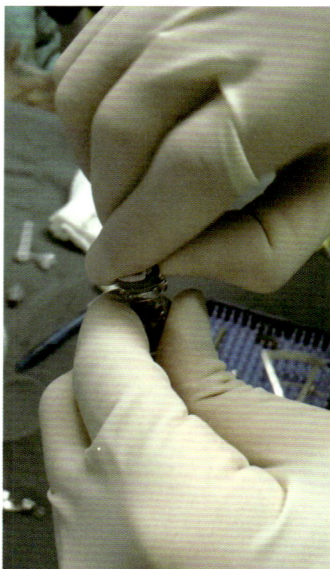

（g）将瓶盖的橡皮塞拔出

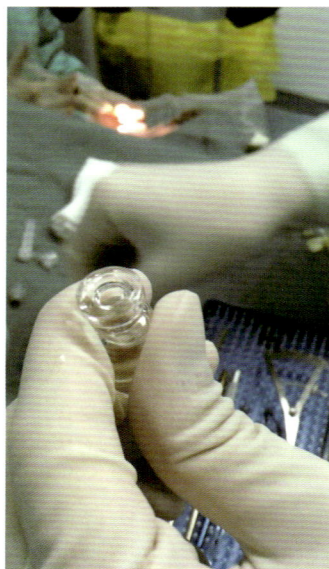

（h）晶体容器打开

图6-8　徒手打开晶体容器

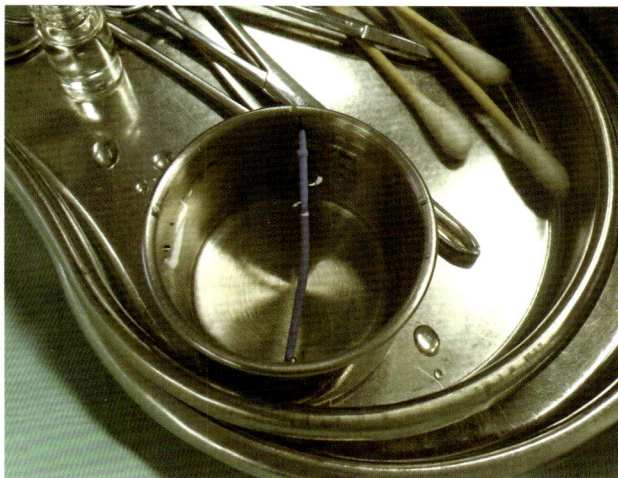

图6-9 将棉签头浸入 ICL/TICL 容器或装有 BSS 的杯内充分润湿

（2）晶体装载步骤（图6-10,录像3）：

①手术显微镜下,首先在晶体装载舱尾端的底部注入少许粘弹剂（占装载筒 1/3～1/2）,并在晶体装载舱头端注入部分粘弹剂使之润滑,随后在粘弹剂上层注入 BSS。常用的粘弹剂包括羟丙基甲基纤维素和透明质酸钠。

录像3

②用棉签从保存液中小心取出 ICL/TICL 晶体,通过标记来确认晶体的正反方向。当远侧端的标记点位于右侧,近侧端的标记点位于左侧时,说明 ICL/TICL 晶体的正面向上。

③与普通后房型晶体不同的是,ICL/TICL 晶体在装载舱内的形状是"n"形而不是"u"形,可避免在展开的过程中损伤角膜或自身晶状体。将 ICL/TICL 晶体拱面向上正确装载于装载舱内,放置时要保证 ICL/TICL 的两侧对称性。

④将拉镊从晶体装载舱头端水平伸入晶体舱的装载筒,拉镊的钳口保持闭合,待拉镊头部伸出转载筒,即张开钳口,水平向前抓住 ICL/TICL 晶体的脚襻中部（钳口与晶体的中间定位标志点对齐,镊头抓握部分勿超过该标志点）。朝相反方向移动晶体舱,使 ICL/TICL 晶体缓慢滑入装载筒内,直到 ICL/TICL 前缘距离

晶体舱头端边缘约2mm处,放开ICL/TICL并取出镊子。当晶体进入装载筒后,确认装载筒内的3个中心标记孔平行(如果弯曲,则先取出晶体再植入),以避免推出过程中晶体的扭曲旋转。

⑤将湿润的棉签头与推注器杆正确对接后,会感觉到相互嵌合并听到"咔嗒"的声音。

⑥将完全装载好的晶体舱装入推注器,并将其锁定在推注器槽口内。向前推进棉签头至接触晶体,前推直至晶体前缘距晶体舱头端约1mm。

⑦在手术显微镜下检查晶体的定位。通过晶体舱透明的管壁,可以辨认光学区中轴线上的标记孔。在晶体装载舱平置时的正上表面,应看到3个小孔标记排列成一条直线。如果没有对准,或者定位不准确,可能是ICL/TICL扭曲所致,应该将ICL/TICL注入晶体存储瓶或装有BSS的容器中,重复ICL/TICL装载步骤。

⑧装载完毕的推注器应尖端朝下,置于装有BSS的容器内以保持晶体水化。

(3)注意事项:安装ICL/TICL晶体时需要特别注意以下几点。

①正面朝上,需确认定位孔。

②拉进时注意ICL/TICL前缘与注射器中心线垂直(或晶体中轴的3个定位孔连线与注射器中线一致)。

③装载好的ICL/TICL在植入眼内前,存储于推注器的推荐时间最好不超过2min。

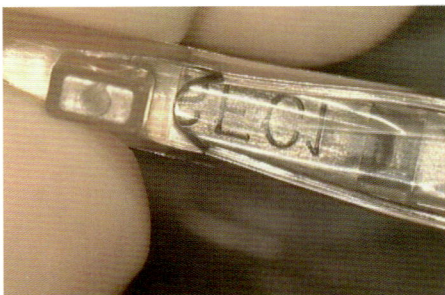

(a) 取出晶体装载舱

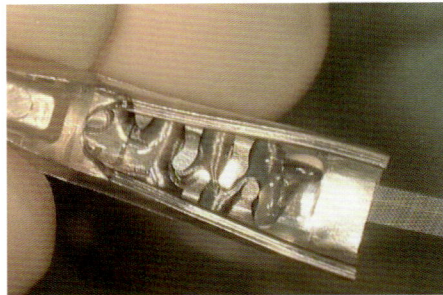

(b) 装载舱尾端的底部注入粘弹剂达装载筒 1/3～1/2

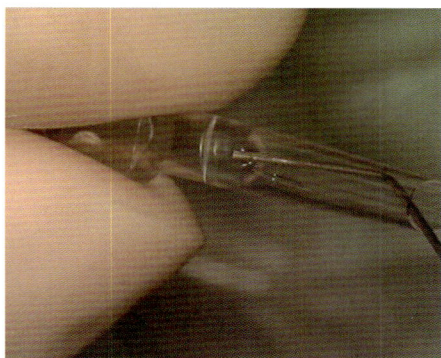

（c）装载舱头端注入部分粘弹剂帮助润滑

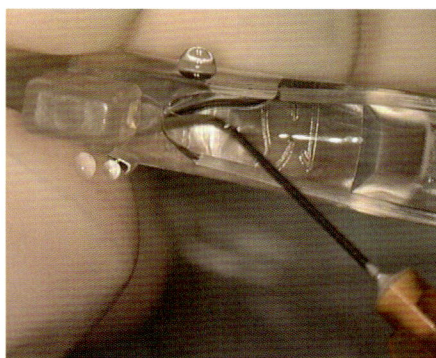

（d）装载舱尾部粘弹剂上层注入BSS

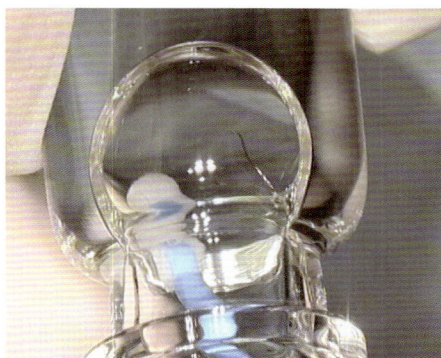

（e）用棉签取出ICL/TICL晶体

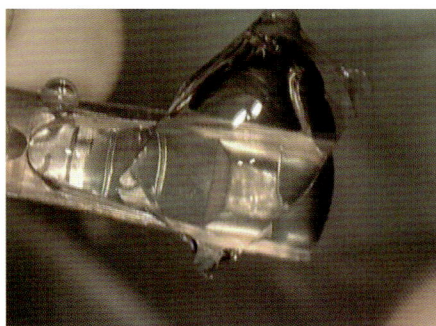

（f）通过ICL/TICL远端右侧和近端左侧的标记孔来确认晶体的正反方向

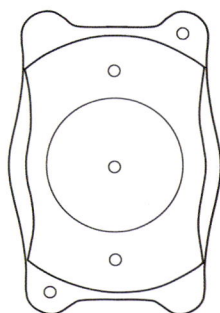

（g）ICL晶体正面示意图

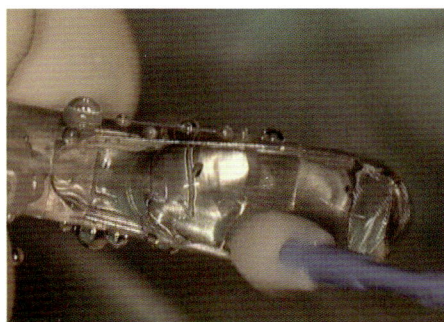

（h）用专用棉签将ICL/TICL正确装载于舱尾部（拱面向上呈"n"形）

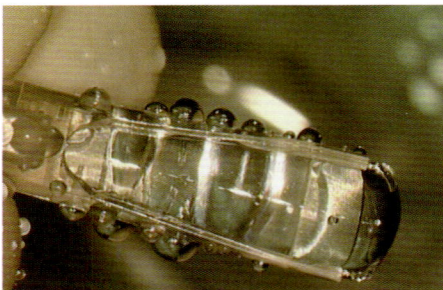

（i）调整位置使ICL/TICL的两侧对称,ICL/TICL的三个标记孔位于中央一条直线上

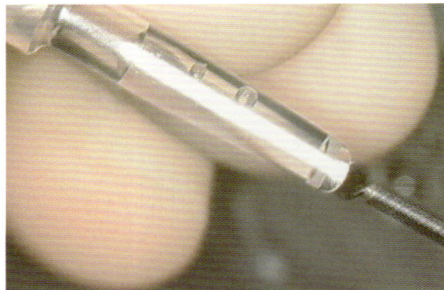

（j）将拉镊从晶体舱头端水平伸入晶体舱的装载筒,拉镊的钳口保持闭合

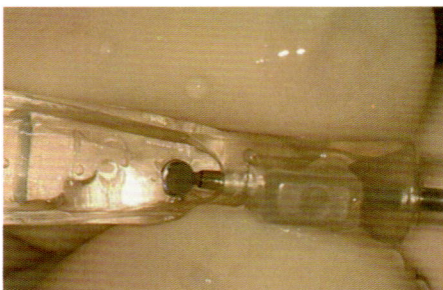

（k）待拉镊头部伸出装载筒,即张开钳口,水平向前抓住ICL/TICL晶体的襻中部

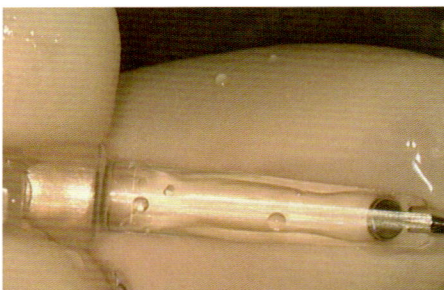

（l）朝相反方向移动晶体舱,使ICL/TICL晶体缓慢滑入装载筒内,直到ICL/TICL前缘距离晶体舱头端边缘约2mm处,放开ICL/TICL并取出镊子

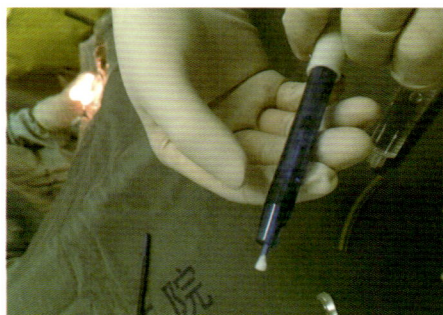

（m）将湿润的棉签头与推注器杆正确对接后,会感觉到相互嵌合并听到"咔嗒"的声音

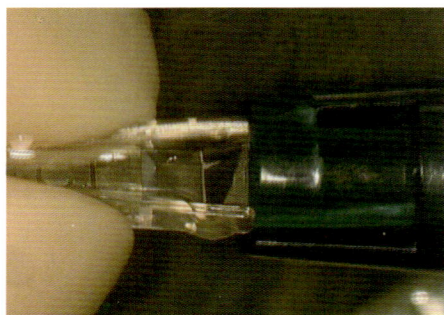

（n）将完全装载好的晶体舱装入推注器,并将其锁定在推注器槽口内

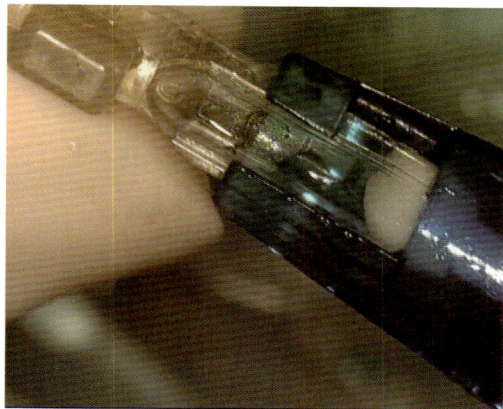

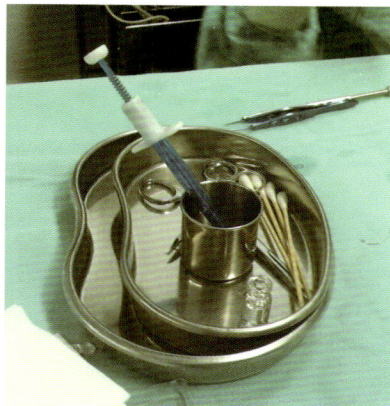

（o）向前推进棉签头至接触晶体，前推直至晶体前　（p）装载完毕的推注器应尖端朝下，置
　　　缘距晶体舱头端约1mm　　　　　　　　　　　　　　于装有BSS的容器内

图6-10　晶体装载步骤

6.2.4　ICL/TICL晶体的植入

晶体装载好后，进行眼内手术（图6-11），包括ICL晶体植入术（录像4）和TICL晶体植入术（录像5）。

录像4　　　　　录像5

（1）开睑和做切口：开睑器开睑，确保上下眼睑及睫毛被包裹在薄膜巾内。用大量灌注液冲洗结膜囊，并滴1次表面麻醉剂。于6点和（或）12点位角膜缘穿刺做侧切口。用3.0mm角膜穿刺刀完成颞侧透明角膜切口，要求该切口是能够自闭的隧道切口，内外口宽2.8～3.0mm，隧道长0.5～1.0mm。

注意：建议选择刀头比较锋利并且刀头长度较短的穿刺刀来做切口。这样可以保证做切口时顺畅，避免误伤虹膜及晶状体前囊，同时也能减少手术切口引起的术后散光。

（2）注入粘弹剂：在前房内注入适量的粘弹剂（大约前房空间的1/3）以维持手术操作空间，同时可以保护角膜内皮细胞和自身晶状体。

注意：前房的粘弹剂不宜注入过多，过多的粘弹剂会不利于ICL/TICL晶体的展开,也不利于下一步将ICL/TICL襻调入睫状沟内。

（3）植入ICL/TICL:将注射器前缘置于切口内但不进入前房,推注晶体,缓慢注入晶体于虹膜平面,推注过程中确认晶体的正确朝向（通过晶体前表面远端右侧和近端左侧的标记孔进行确认）。待ICL/TICL进入前房后,可根据前房空间及ICL/TICL展开情况在ICL/TICL的上方补充注入适量粘弹剂,以助其进一步展开,并使其与角膜内皮之间存在适当的空间以利于后续操作。

注意:推注ICL/TICL晶体时无需将推注器的头完全深入前房内,后者对角膜切口的挤压可能会增加术后散光或切口渗漏。手术者将ICL/TICL缓慢推入前房,可以间歇推注,即推出部分ICL/TICL后停顿,待其部分自然展开后,再进一步推注,并根据标记孔再次确认ICL/TICL的正确位置。

（4）调整ICL/TICL襻的位置:使用专用的调位钩将ICL/TICL的4个襻逐个调整至虹膜后。调位钩的头部为"Y"形,表面呈磨砂样以增加与ICL/TICL之间的摩擦力。由于ICL/TICL中央较薄,为防止调位钩损伤ICL/TICL晶体,调位钩必须避免接触ICL/TICL光学部。一般先调整远侧端的襻,因为远侧端相对容易操作,而且万一术中发现异常需取出ICL/TICL,可利用靠近颞侧切口的襻,较容易地将ICL/TICL取出。在调整襻部的过程中,可以用调位钩先将襻向瞳孔区略微推移,再轻微向下将ICL/TICL的襻脚滑入虹膜后。

注意:在眼内进行操作时,ICL/TICL的光学区是绝对的"不可接触的区域"。前房内的所有器械操作都应该保持在ICL/TICL的光学区之外的周边区域。操作时用ICL/TICL调位钩接触襻的周边部,轻轻地向后施压,同时用指力轻轻旋转调位钩,将襻顺势滑入虹膜后。先将其中一个襻移至虹膜后方,然后重复上述操作,直至所有襻移至虹膜后方。一旦ICL/TICL置于虹膜之后,则应避免大幅度旋转ICL/TICL。ICL/TICL位于虹膜后方时,可对晶体边缘部分（光学区以外）进行轻柔操作以作位置调整,直至ICL/TICL完美居中,切不可对光学区直接施加压力。

（5）清除粘弹剂:确认ICL/TICL光学区的位置居中后,用BSS缓慢置换出前房内及ICL/TICL后方的粘弹剂。粘弹剂的清除方法有以下三种。

①冲洗针头冲洗法:优点是易操作,侧切口也可进入,前房维持佳,对于ICL/TICL后方的粘弹剂,可以用钝性冲洗针头轻轻挑起ICL/TICL晶体甚至伸到ICL/TICL晶体下方,将灌注液注入后房来进行冲洗;缺点是不能吸,需较大冲击力,有脱色素可能,中央孔操作风险大。

②手动套管注吸法:优点是可冲可吸,头部扁平,中央孔操作安全;缺点是切口易漏水,需双手操作,需要较大的操作空间,需警惕对角膜内皮和ICL/TICL晶体造成损伤。

③I/A针头注吸法:优点是中央孔操作安全,可旋转调整吸引孔方向,前房相对稳定,单手可完成;缺点是对手脚协调配合要求高,需要配备和开启超乳机器,需要较大的操作空间,需警惕对角膜内皮和ICL/TICL晶体造成损伤。

在三种方法中,没有一种方法绝对好或者不好。术者应根据自身的手术基础和习惯,以及医院配备的设备情况等因素来决定采用的方式。粘弹剂残留多位于后房,较难清除。残留粘弹剂较多可诱发瞳孔阻滞、房角关闭,是引起ICL/TICL术后早期高眼压的主要原因之一。因此,手术过程中请务必将粘弹剂,特别是后房的粘弹剂冲洗干净。

注意:置换粘弹剂的过程中,为防止前房波动,操作要缓慢,防止损伤角膜内皮及自身晶状体,可以适当降低灌注瓶的高度。关于手术结束时是否需要缩瞳,目前存在争议。有些专家认为术中缩瞳剂的使用可以防止术后在瞳孔逐渐缩小的过程中发生ICL/TICL光学区与瞳孔缘夹持的情况。相反,我们建议术中不缩瞳,这样有利于前房和后房的交通,可防止术后早期粘弹剂残留引起的高眼压。

(6) 调整晶体轴位(TICL):若植入TICL,应根据晶体旋转定位图和角膜标记将TICL调整至适当的轴位。调整幅度不超过22°!调整时只可以对晶体的襻部或者边缘区进行操作,切勿接触光学区。

(7) 手术结束:确认眼内压合适、切口安全后,封闭切口至水密状态。将妥布霉素地塞米松眼膏涂于术眼,包术眼,加眼罩,术毕。

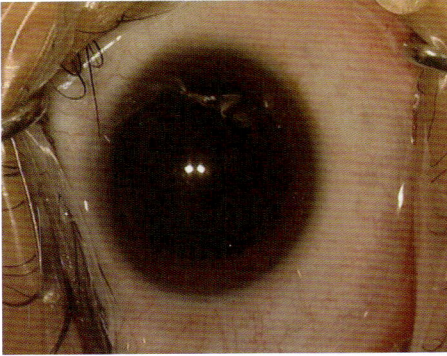

（a）开睑器开睑，确保上下眼睑及睫毛被包裹在薄膜巾内

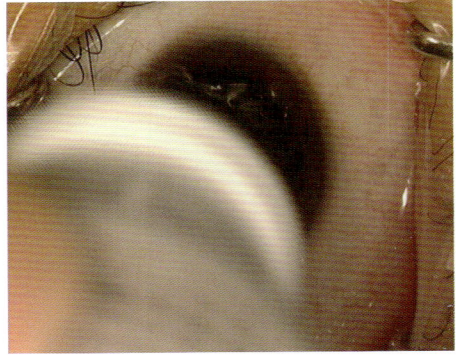

（b）用大量灌注液冲洗结膜囊，并滴1次表面麻醉剂

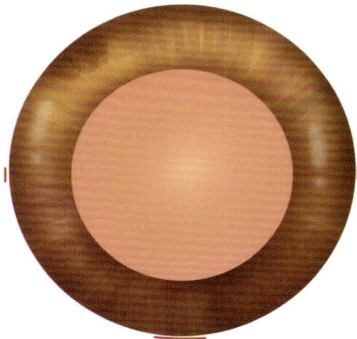

（c）角膜缘三切口的位置示意（从主刀方向看，分别在6点和12点位做角膜缘辅助侧切口，在颞侧做透明角膜3.0mm主切口）

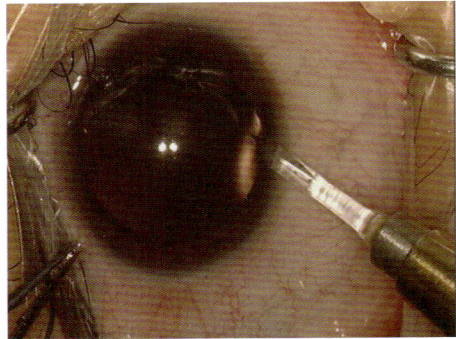

（d）于6点位角膜缘穿刺做侧切口

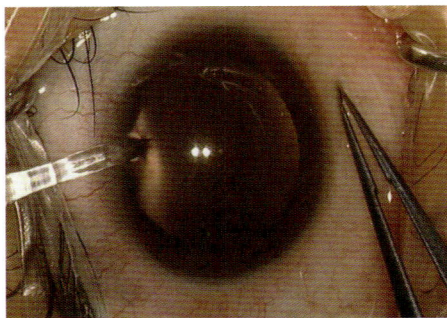

（e）于12点位角膜缘穿刺做侧切口

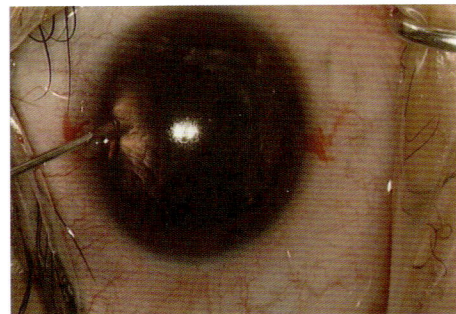

（f）前房内注入粘弹剂

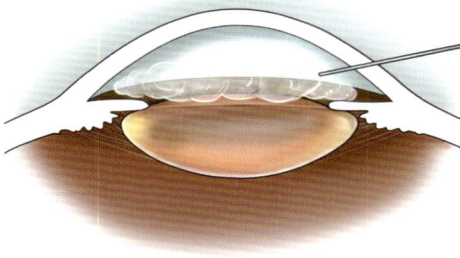

（g）注入的粘弹剂约占前房体积的1/3

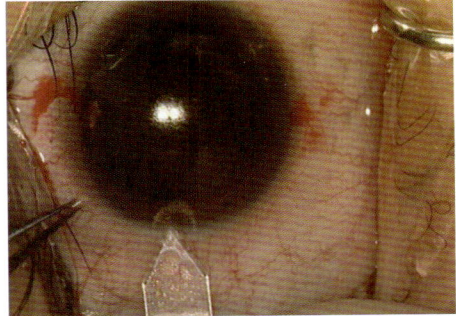

（h）用3.0mm角膜穿刺刀完成颞侧透明角膜切口（要求该切口是能够自闭的隧道切口）

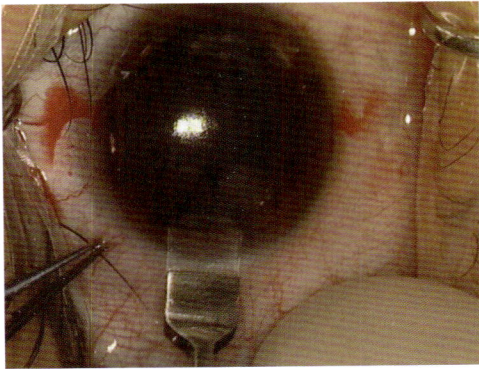

（i）内外口宽约2.8～3.0mm，隧道长约0.5～1.0mm

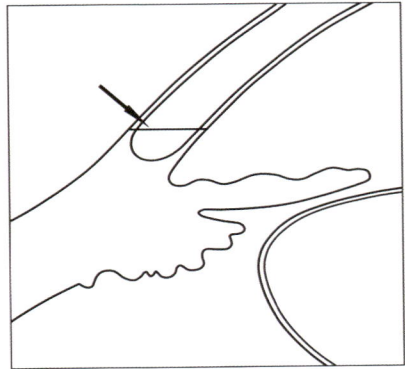

（j）角膜主切口示意，箭头指示切口方向和位置，切口方向基本为水平

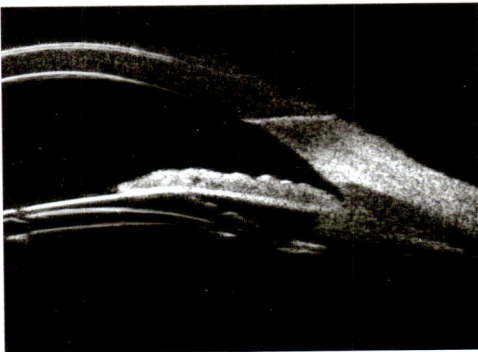

（k）术后UBM检查显示角膜主切口呈水平状

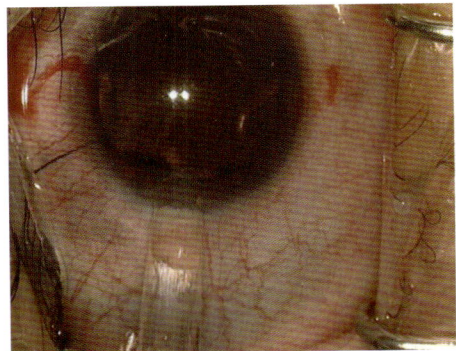

（l）植入ICL/TICL晶体，将注射器前缘置于切口内但不进入前房

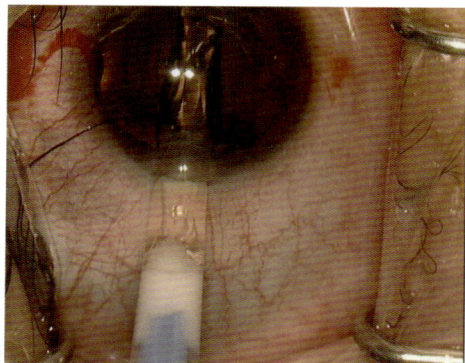

（m）推注晶体，缓慢注入晶体于虹膜平面

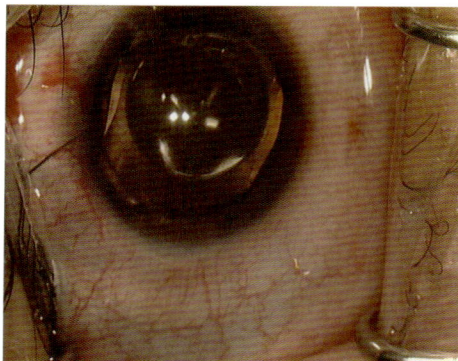

（n）确认晶体正确朝向

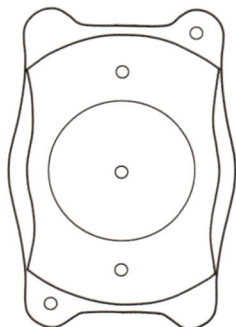

（o）晶体以正确方向植入眼内后的标记孔示意（从主刀医生方向看）

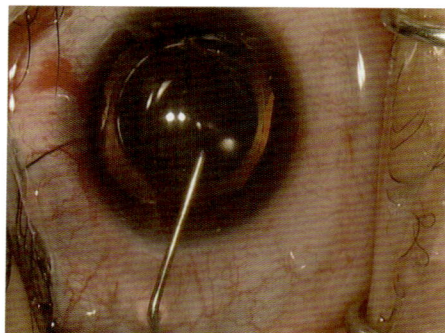

（p）可根据前房空间及ICL/TICL展开情况在ICL/TICL的上方补充注入适量粘弹剂，以助其进一步展开，并使其与角膜内皮之间存在适当的空间以利于后续操作

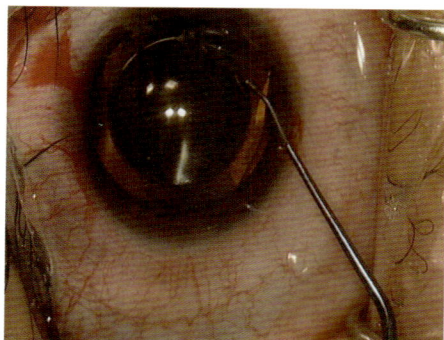

（q）使用专用的调位钩将ICL的4个襻逐个调整至虹膜后（襻1，远侧端）

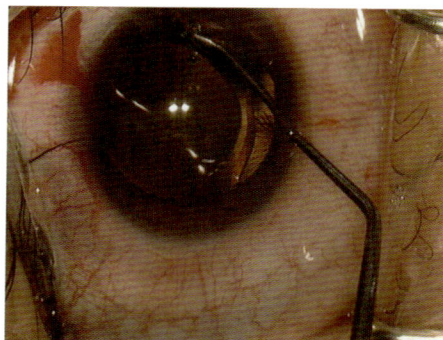

（r）使用专用的调位钩将ICL的4个襻逐个调整至虹膜后（襻2，远侧端）

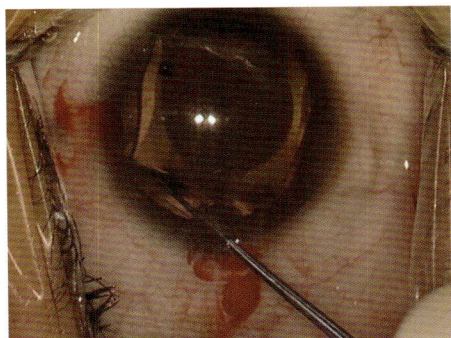

（s）使用专用的调位钩将 ICL 的 4 个襻逐个调整至虹膜后（襻 3，近侧端）

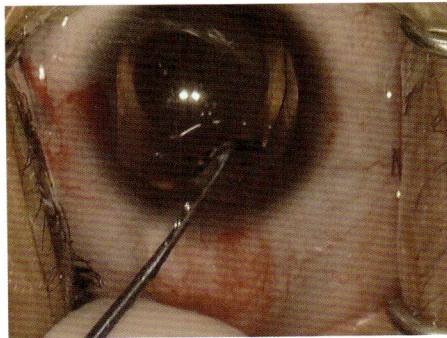

（t）使用专用的调位钩将 ICL 的 4 个襻逐个调整至虹膜后（襻 4，近侧端）

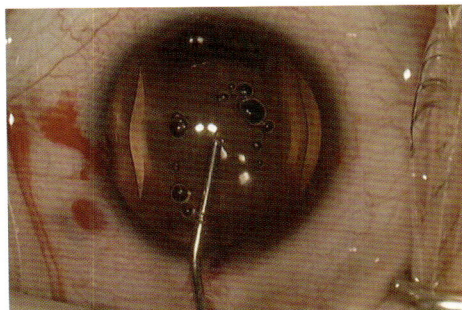

（u）确认 ICL/TICL 光学区的位置居中后，从主切口用 BSS 缓慢置换出前房内及 ICL/TICL 后方的粘弹剂

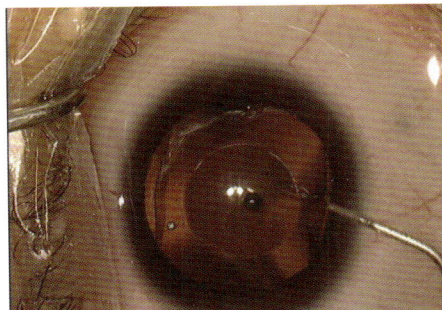

（v）确认 ICL/TICL 光学区的位置居中后，从侧切口用 BSS 缓慢置换出前房内及 ICL/TICL 后方的粘弹剂

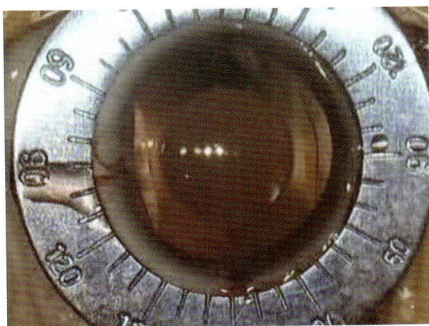

（w）若植入 TICL，应根据晶体旋转定位图和角膜标记将 TICL 调整至适当旋转角度，并用定位环测量确定

图 6-11　眼内手术

47

■ 6.3　术中并发症处理

ICL/TICL手术的步骤并不复杂,在总体上风险不高。但由于该手术是在相对"正常"的眼上进行,术者应具备较熟练的显微手术技巧和经验才能胜任该项手术,而且必须重视防治该手术的并发症。此外,高度近视本身有其特有的病理变化和并发症。因此,ICL/TICL手术的并发症需结合包括高度近视、眼内手术以及ICL/TICL本身在内的多因素来综合分析。

一般来说,只要手术操作过程中动作轻巧,不会导致严重的术中并发症,如角膜内皮、虹膜或自身晶状体等机械性损伤。ICL/TICL手术中常见的并发症主要有以下几个方面。

6.3.1　ICL/TICL损伤

由于ICL/TICL襻的厚度仅不足100μm,因此非常容易受损,在操作的过程中必须避免牵拉撕裂晶体。在手术者的学习过程中,不正确的ICL/TICL植入最容易发生晶体损伤。如果推注的过程中ICL/TICL在推注腔内发生夹持,容易造成ICL/TICL的光学部或襻部的损伤甚至断裂。因此,将ICL/TICL正确安装入推注器是非常重要的。一旦发生ICL/TICL损伤,即需要取出重新更换。

防治:在安装ICL/TICL前需要在晶体舱的底部铺一层粘弹剂来润滑注射器。较少的ICL/TICL襻缘缺损且不影响光学区域的,可以继续手术植入;若影响光学区或者预期会影响植入后的稳定性,需更换ICL/TICL。

6.3.2　装载镊挟持ICL/TICL晶体困难

由于晶体装载舱尾部的大小不是非常一致,ICL/TICL晶体呈拱形置于装载舱尾部时拱起高度常不一致。装载镊在挟持ICL/TICL晶体时由于高度问题难以接触ICL/TICL晶体。此时,可由助手用湿润的棉签棒触压ICL/TICL晶体体部来

调整其高度,以便于主刀医生的操作(录像6)。用装载
镊夹持ICL/TICL晶体使之缓慢滑入装载筒内,直到
ICL/TICL前缘距离晶体舱头端边缘约2mm处,放开
ICL/TICL并取出镊子。注意不要让ICL/TICL晶体过度

录像6　　　录像7

滑行而出晶体舱。若出现晶体部分露于晶体舱外的情况,需将其塞回晶体舱内,
或取出晶体重新装载(录像7)。此外,需检查装载镊是否存在闭合不佳的情况,
此种情况需要更换装载镊。

6.3.3　ICL/TICL发生翻转

老式的ICL/TICL的襻上没有标记,因此ICL/TICL翻转放置的发生率较高
(图6-12)。目前临床上用的ICL/TICL襻上的标记点可以在任何操作步骤中帮助
术者明确其朝向,只要术者仔细检查都可以避免ICL/TICL翻转的发生。只要ICL/
TICL没有完全进入前房,仍有部分在推注头内,术者都可以通过转动推注头来
调整其方向。如果ICL/TICL已经完全进入前房并发生翻转,则需取出ICL/TICL
后,重新安装植入。极少数患者在下手术台后才发现ICL/TICL翻转,也需要重新
取出,并再次植入。由于ICL/TICL非常柔软,取出时,只要用两个镊子将其缓慢
拉出即可。只要轻柔操作,不触碰ICL/TICL晶体的光学区,常常都可以毫无损伤
的将ICL/TICL晶体顺利地取出来。可按以下步骤进行操作。

(1)在前房和ICL/TICL之间,ICL/TICL与自身晶状体之间注入适量粘弹剂
以保护自身晶状体和内皮。

(2)用装载镊或无齿镊夹住近切口的襻,向手术切口处牵拉,动作缓慢轻
柔,以免撕裂ICL/TICL晶体。如该枚ICL/TICL晶体还要再次使用,则一定不能触
碰ICL/TICL晶体光学部。另一手可用调位钩从辅助切口帮助
ICL/TICL晶体向主切口移动。

(3)将ICL/TICL晶体从主切口用双手接力的方法逐渐拉
出,必要时可适当扩大手术切口的内口(录像8)。

录像8

（4）重新将ICL/TICL晶体置于推注器内，再按规范的手术步骤植入后房。

有些术者在ICL/TICL完全展开后仍然借助于粘弹剂的帮助，在前房内反转ICL/TICL。此方法虽然可以将ICL/TICL反转成功，但容易损伤角膜内皮及自身晶状体，因此不推荐。

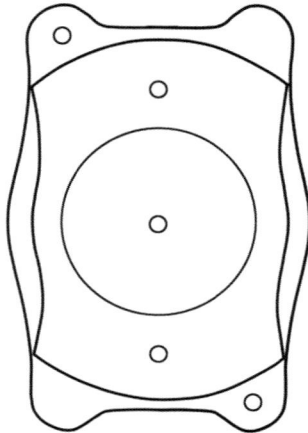

图6-12　ICL/TICL晶体翻转

6.3.4　ICL/TICL展开困难

ICL/TICL晶体含水量极高，表面达到100%，该物理特性决定了其不能在干燥的环境中暴露过长时间。因此，建议在手术准备就绪后再进行ICL/TICL的安装，整个安装过程中都需要用平衡盐溶液进行滋润，安装后立即将推注器的头部浸入BSS中。一定要避免过早地将ICL/TICL从保存液中取出并安装在推注器中，否则容易因干燥导致ICL/TICL自身折叠部分粘连，从而导致ICL/TICL在植入前房后无法自然展开。如果发生该情况，先耐心等待一段时间，ICL/TICL多会自然缓慢展开（录像9），如实在无法自行展开，可在折叠粘连的空隙注入适量粘弹剂，通过粘弹剂的支撑将其展开（录像10）。如担心眼内操作可能会损伤ICL/TICL及眼内组织，可将其取出后放置在平衡盐溶液内自然展开，随后再次安装并植入。

录像9　　　录像10

6.3.5　ICL/TICL 植入后与角膜相贴

ICL/TICL 植入后与角膜相贴的发生率不高,主要见于前房内粘弹剂过少或 ICL/TICL 推注过快的情况下。一旦发生这种情况,可以从主切口将平衡盐溶液缓慢注入 ICL/TICL 与角膜内皮的间隙,通过水流的力量将两者逐渐分离,待两者之间出现一定空间后,再注入适量粘弹剂来将 ICL/TICL 向虹膜方向压下。

注意:避免用器械直接分离 ICL/TICL 和角膜,否则会损伤角膜内皮。

6.3.6　术中虹膜脱出

切口过短或眼压升高会引起虹膜脱出,导致虹膜损伤和浅前房。

注意:制作的角膜切口不应过短,术中操作时应控制眼压。

6.3.7　机械性损伤

若操作粗暴,可直接引起眼内结构的损伤,如角膜内皮后弹力层、虹膜和晶状体的损伤,还可引起角膜水肿、瞳孔改变、前房积血和晶状体混浊。极端的病例甚至可能由于晶状体囊膜损伤需要立即行晶状体摘除及后房型人工晶体植入手术。

注意:避免粗暴操作。

6.3.8　角膜切口漏水

由于不需要对切口进行过多的干预,因此 ICL/TICL 手术结束时往往不需要水封就可以达到密合的状态。如果手术中制作角膜切口不顺利或操作粗暴,则可引起角膜切口漏水、前房形成不良。此时,可采取水封的方法使切口密闭,必要时缝合切口。

6.3.9　瞳孔过小导致操作困难

术中瞳孔过小会导致手术操作困难,从而影响 ICL/TICL 晶体襻置入睫状沟。此外,TICL植入术时,可能由于瞳孔过小导致无法看清轴向标记,使术中调整晶体轴向困难。因此,最好在术前准备的时候开始散瞳,如瞳孔仍不大,可以在前房注入粘弹剂前用1∶100000肾上腺素进行术中散瞳。

6.3.10　轴向放置错误

若手术结束时缩瞳,可能在缩瞳后冲洗前房时使TICL晶体发生旋转,此时由于瞳孔小无法辨认晶体的标记轴向,导致晶体旋转也无法被发现。因此,我们一般不建议术中使用缩瞳剂。

■ 6.4　术后并发症及其预防和处理

术后早期的并发症主要有急性高眼压和血-房水屏障的破坏,术后长期的并发症主要有白内障、角膜内皮失代偿、晶状体悬韧带损伤、ICL/TICL偏位及视觉质量问题等。

6.4.1　术后短期并发症

(1)急性高眼压发作:术后早期的眼压升高常发生在术后2～6h,多为眼压急剧性升高。患者常有眼痛、头疼、恶心和呕吐等症状,需要立即处理。急性高眼压发生的主要原因和防治方法有以下几种。

①前房内残留的粘弹剂阻塞小梁网组织:这种情况常常在术后6～24h内出现。此时,患者眼压升高,但多数并不伴有前房变浅,且房角是开放的,前房内可看到粘弹剂。大多数患者的高眼压在24～72h后可自行缓解。虽然前房内残留粘弹剂引起的高眼压可随粘弹剂的排出而逐渐恢复正常,但仍有发生虹膜萎缩,瞳孔散大固定和视神经损伤的潜在风险,需要迅速降压处理。

防治:若粘弹剂残留不多且眼压只是轻微升高,可以使用局部甚至全身降眼压药;若使用降眼压药后,未见缓解,需要从切口放房水以降低眼压;对于粘弹剂残留较多的病例,需回手术室再次清除粘弹剂。

②前房内残留的粘弹剂阻塞ICL/TICL的小孔:ICL/TICL中央孔被阻塞后,生成的房水从瞳孔区流向前房受阻,房水聚集在后房,推移虹膜根部向前而导致房角关闭。

防治:手术中应彻底冲洗置换出粘弹剂。若发生此种情况,可轻压切口,放出部分粘弹剂和房水以降低眼压;或者采用散瞳的方法促使后房的房水流动到前房,从而降低眼压。

③后房粘弹剂残留:后房粘弹剂残留可能造成ICL/TICL的中央孔阻塞,引起瞳孔阻滞,导致虹膜膨隆、前房浅、眼压高等类似恶性青光眼的表现,前房也有粘弹剂残留体征。

防治:在这种情况下,缩瞳不仅无效,反而会加重病情;相反,扩瞳是治疗的最佳方式。在瞳孔扩大后可立即看到粘弹剂由ICL/TICL边缘进入前房,前房立刻变深,眼压随之减低。手术中彻底冲洗、置换出粘弹剂,及时降眼压治疗是避免这一情况的有效方法。在有条件的情况下,一般ICL/TICL手术安排在上午进行,以便于在术后6～8h内进行密切的观察。

④恶性青光眼:一旦发生虹膜-ICL/TICL-晶状体膈阻滞,前房将变得极浅,房水不能向前流入前房,反而向后流入玻璃体腔内,并在玻璃体腔内形成液池,使前房变得更浅,眼压升高。在这种情况下,使用缩瞳剂等处理后眼压仍会持续不降,甚至升高,房角关闭。这属于术后严重并发症,发生率极低,但危害大,处理起来也较为棘手。

防治:按恶性青光眼治疗原则进行处理,如散瞳,使用渗透性脱水剂、局部降眼压药物等。若上述治疗仍然无效,应及时再次手术治疗,取出ICL/TICL,进行晶状体超生乳化摘除联合三通道玻璃体切除。

⑤激素性青光眼:高度近视患者人群中对糖皮质激素敏感的较多,术后局部糖皮质激素的使用可导致眼压升高。所幸的是,ICL/TICL手术后患者需要使用糖皮质激素的时间往往比较短。这类患者在停用糖皮质激素后,眼压逐渐恢复至正

常范围。此外,对于一些已知对糖皮质激素敏感的患者,可以考虑强效的非甾体类抗炎药联合抗生素作为术后用药。

防治:预防为主,密切随访眼压。若发生糖皮质激素引起的眼压升高,需停用激素并使用降眼压滴眼液。

⑥ICL/TICL过大:若裂隙灯下检查发现,ICL/TICL后表面与自身晶状体前表面之间的距离超过1.5个中央角膜厚度时,说明所植入的ICL/TICL过大,可导致前房变浅,周边前房角的部分甚至完全关闭。

防治:需要尽快进行ICL/TICL置换。

注意事项:

A. 术后高眼压发生时间极有可能会晚于2h,所以当天应常规观察4~6h,并告知患者医院的联系方式和紧急就诊方法,如有不适需及时就诊。千万不能告诉患者术后有眼痛、头痛等不适症状是手术的正常反应。有些对疼痛耐受能力较好的患者会因此延误病情,导致治疗不及时甚至造成严重的后果,这对于一个相对健康眼的患者,往往是很难接受的。

B. 若使用全身降眼压药物,则需要注意心肾功能监测。尽管ICL/TICL患者相对年轻,但目前许多全身疾病的发生均年轻化,且往往因年轻而容易被忽视,不可掉以轻心。

C. 前房放液是治疗ICL/TICL植入后患者高眼压的补救手段,不能过于依赖甚至将其作为常态,关键还是术中彻底清除粘弹剂。如果需要放液,必须在内眼手术环境执行,尽量避免眼内感染,防止造成不必要的眼球损伤甚至灾难性的眼球毁损。

(2)术后前房炎症反应:Jiménez等早在2001年就对ICL/TICL植入术后的前房炎症反应进行了研究,他们通过激光房水闪辉检查仪检测发现,ICL/TICL植入后1个月房水细胞的量是正常情况下的1.5倍,之后缓慢降低但一直到术后24个月均比术前高[21]。2002年,Uusitalo等也报道了他们的观察结果,通过激光房水闪辉检查仪检查发现,ICL/TICL植入后的房水细胞在术后6个月内逐渐恢复到手术前的正常水平[22]。然而,也有文献显示,ICL/TICL的植入在术后2～3年内都没有引起明显的炎症反应[23]。随着ICL/TICL晶体的改进和手术技术的提高,目前大部分的研究报道认为,ICL/TICL眼内的生物相容性好,ICL/TICL植入后,色素膜屏障是完整的。2011年,Ghoreishi等报道了他们对于ICL/TICL植入患者术后长达一年的观察,患者并没有显著的前房炎症反应发生[24]。

（3）眼内感染:ICL/TICL植入是内眼手术,因此同样存在眼内感染的风险。尽管ICL/TICL术后眼内炎的发生率极低,但却是一个致盲性极高的并发症,因此必须术中无菌操作,术后密切观察,及早诊断,积极治疗。眼内炎的发生可以是急性的(术后5d内发生),也可以是亚急性的(术后6周内发生)或是迟发性的慢性感染。一项面向ICL/TICL手术医生的调查显示,1998—2006年,ICL植入术后患者眼内感染的发生率大致为0.0167%,比白内障术后的眼内感染概率更低。有研究认为,ICL/TICL植入后,ICL/TICL与自身晶状体共同形成一道屏障,在一定程度上可以阻止炎症向玻璃体的播散,因此如果及时治疗,其预后较白内障术后的眼内炎预后好[25]。

预防措施:

①眼部和颜面部急性炎症是引发术后眼内炎的重要原因。此时不能进行手术,需完全治愈炎症后再安排手术。

②术前采用正确的滴眼药水方法,规范使用抗生素滴眼液。瓶口向下,开启瓶盖,弃去第一滴眼液,向下轻拉患者下睑,嘱患者看头顶方向,眼液滴于下穹隆结膜处,嘱患者转动眼球,闭眼休息,瓶口不能触及任何地方,如眼睑皮肤、睫毛。手术当日手术室使用的滴眼液需是新开启的。

③术中,严格遵守无菌操作规范进行手术。注重手术消毒,特别是对睑缘的消毒。贴膜至关重要,一定要将上下睑缘包住,因为睫毛和睑板腺分泌物是术中污染的重要来源(图6-13)。在用开睑器打开眼睑后需用大量的水冲洗结膜囊,手术结束时务必检查角膜切口是否密闭,如有伤口渗漏需进行水密甚至缝合。

④术后严格随访,及时处理并发症。术后注意卫生,避免脏水入眼,遵医嘱规

范用药。嘱患者出现眼红、眼痛、视力下降等不适时需及时来就诊。患者出现眼红、眼痛症状时需提高警惕,应尽快检查以排除眼内炎症反应,并及时做出相应的治疗措施。不能轻易忽视任何一个眼红、眼痛的患者,更不能随意给患者开止痛药。

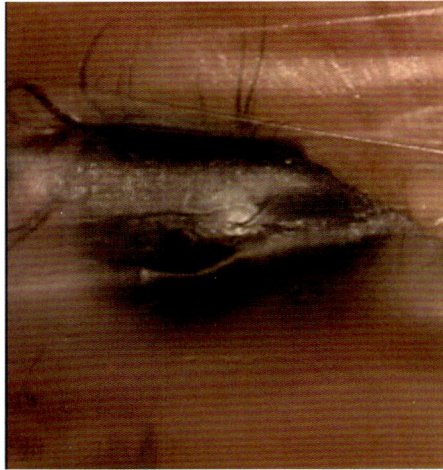

图6-13　术中贴膜(很重要,需要将上下睑缘包住)

6.4.2　术后长期并发症

(1)角膜内皮细胞损伤:与前房型人工晶体不同的是,ICL/TICL居于后房,位于虹膜后,没有与角膜内皮接触的机会,理论上ICL/TICL自身对角膜内皮细胞没有明显的影响。目前普遍认为,ICL/TICL植入术后角膜内皮细胞计数减少大多发生于术后早期,主要由手术创伤所致。Edelhauser等经数年的早期临床研究发现,角膜内皮细胞计数在术后3年内发生减少(8.4%~8.9%),但角膜内皮细胞变异系数和六角形细胞比例与术前没有明显变化;在手术第4年后,角膜内皮细胞数基本保持稳定[26]。说明ICL/TICL的植入不会造成长期的内皮细胞丢失。随着ICL/TICL晶体的设计更新和医生操作技术的改进,2017年Goukon等的最新报道称,植入不带中央孔的ICL晶体后2年角膜内皮细胞丧失率为1.1%,而带中央孔的ICL晶体植入术后2年角膜内皮细胞丧失率更低,为0.3%[27]。我们知道,人的一生中角膜内皮细胞的丧失率为每年0.5%～0.6%。由此可见,中央孔型ICL/TICL晶体植入后的角膜内皮细胞丧失率基本可以忽略不计。因此,内眼手术导致的角膜内皮损伤,与手术医师的经验和技能有很大的关系。对"术眼"充满敬畏,规范流程,谨慎小心,避免粗暴操作,严控并发症是减少角膜内皮细胞损伤的关键因素。当然,有晶状体眼屈光性晶体植入术后患者远期的角膜内皮功能目前仍深受关注,建议长期随访角膜内皮细胞数量和形态。

(2)术后瞳孔变形:ICL/TICL晶体植入过程中对瞳孔的过度牵拉可撕裂瞳孔括约肌,损伤瞳孔而致瞳孔变形。术后急性高眼压引发的虹膜萎缩可致瞳孔散大、固定。ICL/TICL过大,虹膜受阻于机械性因素,也会导致瞳孔缩不到正常大小。

(3)虹膜萎缩:ICL/TICL手术中操作粗暴,对虹膜过度牵拉可导致虹膜基质层萎缩变薄甚至虹膜穿孔,瞳孔变形。前房型屈光性晶体由于前房角支撑型晶体过大和虹膜固定夹持过紧,可导致虹膜萎缩。目前,有关ICL的报道中尚未见到类似前房型人工晶体植入术后的"猫眼征"瞳孔。后房型屈光性晶体植入术后虹膜和瞳孔也可能发生变化。有报道称,V4型ICL植入术后有0.2%的患者出现虹膜萎缩和瞳孔移位[28]。然而,目前对于中央孔型ICL植入术后还没有关于虹膜萎缩和瞳孔移位的报道。

(4)并发性白内障:与前房型人工晶体(包括房角支撑型及虹膜固定型IOL)相比,后房型ICL/TICL与自身晶状体的距离更接近,因此植入术后大家更为关心是否会发生前囊下白内障。ICL/TICL植入术后的白内障多为前囊下局限性混浊和前皮质性白内障。虽然目前后房型ICL/TICL植入术后白内障形成的原因仍然不明确,但其发生与以下因素有关:手术创伤,术后持续存在的ICL/TICL与晶状体之间的间歇性机械接触,ICL/TICL植入术后非正常的房水流动对晶状体周围房水循环的干扰,术后眼压升高,长时间使用皮质激素等。此外,还与患者的年龄以及高度近视有关,高度近视患者发生白内障的年龄较正常人群提前。

①手术因素:术中ICL/TICL与自然晶状体轻微的接触与术后白内障的发生不一定有必然联系。但是,术中若操作不当(如粗暴操作)可导致点状或者较弥漫

的前囊下混浊,术后第1天复查就可观察到,通常在术后2周到半年内出现白内障。此外,粘弹剂和眼内缩瞳剂对晶状体囊膜产生刺激可引起晶状体混浊,进入前房的气泡等因素也可能与晶状体混浊有关。

②拱高过低:ICL/TICL的拱高在晶状体混浊发生中的潜在作用越来越受大家的重视。ICL/TICL的拱高过低会使光学区周边与自然晶状体机械性接触,阻碍房水循环,导致自然晶状体前囊下混浊。拱高大小与ICL/TICL大小选择有关,目前所植入的ICL/TICL是基于对WTW的测量进行设计的,多数患者术后拱高合适。然而,白到白距离与睫状沟直径不一定都成比例,因此睫状沟距离的测量和准确性对ICL/TICL大小的选择和术后拱高的大小以及手术的安全性更为重要。考虑到这一点,在有条件的情况下,同时做UBM检查来测量睫状沟直径(沟-沟距离),有很重要参考价值。此外,随着年龄的增长,自身的虹膜晶体膈可能前移,或晶状体前后径略增加,可致远期的拱高发生变窄,增加白内障发生的概率。让人欣喜的是,带有中央孔设计的新型ICL/TICL,不仅改善了自然晶状体的房水循环和营养,其中央孔带来的"泉涌"现象还增加了ICL/TICL与自然晶状体之间的间隙,减少了两者相互接触的机会。正因为如此,目前对于拱高形成较低的中央孔型ICL/TICL植入患者,我们的术后随访中还没有观察到白内障的发生。

③调节和明暗适应:ICL/TICL植入术后眼内同时存在两个晶状体,在调节和明暗适应的过程中,既有自然晶状体的运动,也可能存在ICL/TICL的位置改变。调节引起自然晶状体前凸,也可能使ICL/TICL拱形发生变化,造成ICL/TICL晶体与自然晶状体接触的概率增大。为了解在调节状态下ICL/TICL与自然晶状体的关系,有些研究测量了在毛果芸香碱诱发调节状态下ICL/TICL与自然晶状体之间的距离,结果存在争议。Du等认为毛果芸香碱能够引起瞳孔括约肌收缩(缩瞳)和睫状肌收缩(调节),从而使晶状体厚度增加,曲率半径减少,前极前移,前房深度减少,与客观调节状态下的前房改变一致[29]。Maldonado等研究也表明毛果芸香碱会减少拱高而引起白内障的发生[30]。但也有文献表明,经前节OCT检查,调节状态下ICL/TICL后表面至自然晶状体前囊的距离(拱高)较非调节状态

下没有明显差异[31-34]。他们认为,在调节状态下拱高没有明显变化是因为 ICL/TICL 在调节过程中会跟随晶体虹膜膈向前运动。在强光刺激下,瞳孔缩小使 ICL/TICL 向自然晶状体靠近,拱高减少,ICL/TICL 和自然晶状体可能发生接触[35]。此外,暗适应时 ICL/TICL 与自然晶状体的接触面增大,也可能增加 ICL/TICL 与自然晶状体接触的机会。因此,即使常规检查时观察的拱高很理想,在使用毛果芸香碱和明暗适应状态下 ICL/TICL 光学部与自然晶状体也有发生接触的可能,从而引起白内障的发生。ICL/TICL 和自然晶状体之间的房水循环不足及引发的晶状体营养代谢障碍也可能是引起白内障发生的原因。这些都是我们不能忽视的问题。

④高度近视:高度近视患者易并发白内障,主要是因为高度近视眼内营养代谢不正常,使晶状体的囊膜通透性改变,晶状体营养障碍和代谢失常而逐渐发生混浊,导致视力减退。这种白内障的特点是发病早、发展缓慢,晶状体轻度至中度混浊,以核性混浊和后囊膜混浊为主。

⑤粘弹剂:临床实践发现,粘弹剂的选择也与 ICL/TICL 植入术后并发性白内障有关。早期在临床上使用过某些品牌的粘弹剂(如质量差的羧甲基纤维素),术后在患者的自然晶状体前囊会出现一些"锅巴样"的混浊(图6-14)。由于某些羧甲基纤维素容易引起眼内反应,专家们认为,"锅巴样"晶状体混浊的发生多与粘弹剂的性质及其在 ICL/TICL 晶体后残留的量有关。少量的"锅巴样"混浊随着时间的延长可以自然消退,但严重的混浊将影响患者视觉质量及视力,需要进行白内障摘除手术。

因此,应尽量选择眼内反应轻的粘弹剂(如以玻璃质酸钠为主要成分的粘弹剂),并在手术结束时尽量将其冲洗干净。

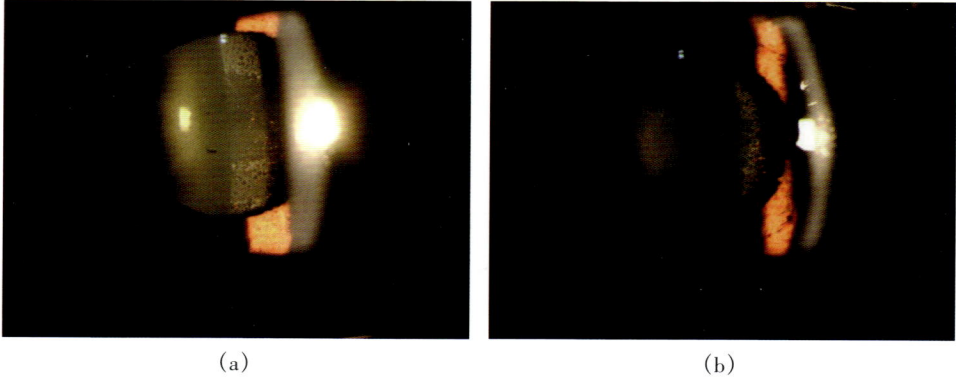

（a）　　　　　　　　　　　　　　　　　（b）

图6-14　粘弹剂引起的晶状体前囊"锅巴样"混浊（图片引自Sudarshan Khokhar教授）

新型的ICL/TICL由于设计带有中央孔,房水可经中央孔从后房流向前房,因此比以前的型号更接近生理状态,对晶状体的代谢影响也较小,患者白内障发生率也有所下降。在以前,临床上ICL/TICL术后白内障发生率为1.3%,与术前屈光度＞-12D和年龄＞40岁有关。我们对中央孔型ICL/TICL植入患者观察了至少一年,术后拱高最小为70μm,目前仍未发现有前囊下晶状体混浊或白内障发生,但仍需长期观察和追踪。

处理:密切观察,对于不发展的混浊,不需手术治疗。对于拱高较小者(如150μm),不一定需要立即取出并更换ICL/TICL晶体,可密切观察,但对于ICL/TICL与自然晶状体接触者必须尽快取出置换。对于无拱高间隙所致的白内障,需要手术治疗。

注意事项:对于年轻的患者应特别谨慎,对白内障要预警和术前沟通,一旦白内障发生而需要手术治疗时,对新的人工晶体度数的计算需要谨慎和仔细验证。此外,术前准确的测量WTW、沟-沟距离,定制大小合适的晶体是避免术后ICL/TICL源性白内障发生的重要因素。

（5）色素播散及继发性青光眼:ICL/TICL与虹膜后表面的间歇性接触摩擦促进了色素播散,临床上可见到轻、中度色素丢失并有少量色素颗粒沉积在小梁网。Fernandez等观察发现,ICL/TICL植入术后约22.2%的术眼于ICL/TICL表面发生了色素播散。Trinadade等也曾对早期的ICL晶体用UBM进行观察,发现ICL植入术后存在ICL与虹膜的广泛接触,他们认为这种接触是导致色素播撒、虹膜括约肌损伤、虹膜透照的主要原因[36]。

尽管虹膜与ICL/TICL的机械性接触所致的ICL/TICL植入术后的色素脱落常难以避免,但ICL/TICL的亲水性光滑表面有助于减少机械性摩擦,限制了色素脱失的程度。临床上,有时可看到脱落的色素沉积在ICL/TICL晶体表面,一般随时间会减少,且不影响视力。目前,尚无证据表明患者术后存在持续性的色素脱失。

新型的V4C ICL/TICL晶体因为具有中央孔,免去了虹膜周切的步骤,也减少了色素播散的程度及风险。

防治:术前细致分析,谨慎选择ICL/TICL晶体大小,尽量减少ICL/TICL与后层虹膜的长期摩擦。若发生色素播散性青光眼,需进行抗青光眼滤过手术。

(6)悬韧带损伤:一般情况下,合适大小的ICL/TICL晶体置于睫状沟,不会给悬韧带施加压力。但是手术操作中为了防止损伤晶状体悬韧带,植入ICL/TICL后,应该尽量避免旋转ICL/TICL,因为在旋转过程中可能造成悬韧带的断裂。特别是对于高度近视的患者,其悬韧带功能较差,容易发生离断,因此在操作时应更加小心细致。悬韧带发生离断后,可以出现自身晶状体震颤,ICL/TICL倾斜,甚至瞳孔区玻璃体疝等。一旦发生,应立即取出ICL/TICL。

(7)ICL/TICL位置异常:ICL/TICL位置异常主要包括偏心、TICL旋转、朝向异常等。若ICL/TICL异常且需要手术予以取出时,可以从3.0mm的颞侧切口(必要时扩大到4mm)取出,是目前有晶状体眼屈光性晶体类型中取出可操作性和可逆性最好的。

①ICL/TICL偏心:ICL/TICL偏心与ICL/TICL大小的选择有关。ICL/TICL偏小,睫状沟固定不够稳定,会造成偏心。在临床上,根据ICL/TICL固定的位置,ICL/TICL偏心可有不同表现。当ICL/TICL水平固定时,太小的ICL/TICL以下沉移位多见,视力因此受影响。

轻度偏心：<1mm，对不伴有光学症状者无须特殊处理。

中度偏心：1～2mm，可能有视力不佳主诉，多与眩光和光晕等相关。对该类患者需密切随访，必要时调整ICL/TICL位置。

重度偏心：>2mm，伴有明显视觉症状，需要明确原因后调整ICL/TICL位置或更换新参数的ICL/TICL。TICL的移位偏心可直接导致散光轴向的变化，若影响视力则需调整或更换新的TICL。

②TICL倾斜或轴位不正：TICL旋转稳定性是散光精准矫正的关键。各种因素导致的TICL偏小是晶体旋转最直接和主要的原因。影响眼内TICL大小选择准确性的因素很多，包括睫状沟距离、睫状沟角度和形态、前房深浅、房角宽度、垂直沟间距和水平沟间距的差异、TICL度数、坐卧位眼球自旋作用等。首先，目前设计TICL时所使用的计算公式中WTW加1.0mm或0.5mm并不能真正代表睫状沟的距离，UBM也不能准确测量所有患者的睫状沟距离。其次，睫状沟角度、形态，房角宽度以及晶状体度数导致的晶体厚薄不同等对TICL大小的影响是目前无法计算和准确预估的。所以，术前准确选择TICL大小，得到术后理想的拱高，避免TICL旋转是个难题。此外，置换粘弹剂时操作过度，TICL植入后房内非睫状沟位置，过度揉眼或直接外力打击也会造成TICL旋转。

治疗：一般不需要调整。Elies等观察了63例眼的TICL，仅有2例眼TICL轴位不正而需要手术调整，另有1例眼发生晶体倾斜，但对视力无影响，故不需要复位处理[37]。

③ICL/TICL晶体襻位于虹膜前：术后第1天发现ICL/TICL晶体襻位于虹膜前，引起瞳孔夹持，往往是由于术中晶体襻没有置入睫状沟内且手术结束时瞳孔过大，使晶体襻滑出虹膜平面所致。

治疗：一旦发现ICL/TICL晶体襻位于虹膜前，就需要散瞳，并在无菌手术台上将滑出的晶体襻重新拨入正确的位置。

预防：术毕瞳孔过大时，需要向前房内注射稀释的缩瞳剂，见瞳孔缩小后立即将缩瞳剂冲洗干净。

④ICL/TICL正反面朝向异常：一经发现，须及时取出，并重新安装植入。

（8）ICL/TICL术后眩光，光晕，重影，漏光：一般情况下，ICL/TICL术后患者视力均明显提高，往往对结果均较满意，因此对眩光和光晕等症状的描述较少。此外，无论ICL还是TICL，投射在角膜上的有效光区一般比角膜屈光手术的光区大。因此，如果术后瞳孔大小比较正常，患者多无这方面主诉。尽管如此，还是有报道称ICL/TICL植入术后可引起眩光和光晕，导致视觉质量下降。据分析，ICL/TICL偏心、术后瞳孔变形、ICL光学区破裂、暗瞳太大等是导致术后发生眩光、光晕、重影、漏光的主要原因。其中，暗瞳过大是关键因素。夜间瞳孔的动态变化引起暗瞳大小和光学区不一致，导致夜视力降低和眩光。

防治：调整偏中心。术前评估暗适应状态下的瞳孔直径，和患者进行预先沟通并给予预警，将大大提高患者的接受度和满意度。

（9）ICL/TICL被迫取出：ICL/TICL可因大小不配适、偏心、破裂、翻转等被取出。可以在新参数的晶体到位后重新予以植入。此外，白内障和青光眼这两种并发症是临床上导致ICL/TICL取出的主要原因。白内障手术前须先取出ICL/TICL，再行超声乳化白内障摘除联合人工晶体植入（录像11）。如青光眼不受控制，也应取出ICL/TICL，必要时行小梁切除术控制眼压。ICL/TICL若因色素播散而取出，则不宜再植入。玻璃体视网膜手术可根据手术时操作情况取出或保留ICL/TICL，但单纯外加压的视网膜脱离复位手术一般不需取出晶体。

录像11

（10）黄斑病变和视网膜脱离：ICL/TICL术后的急性和慢性虹膜或睫状体炎扩散到后葡萄膜时可引起黄斑囊样水肿。此外，高度近视眼较其他人群更易发生黄斑出血、裂孔甚至视网膜脱离等并发症。我们观察的病例中有1例眼在术后半年时出现视力下降，经检查证实为黄斑出血，经保守治疗吸收，视力预后尚佳。目前尚不能确定黄斑出血的发生是否与手术干扰有关。相对于透明晶体摘除术，有晶状体眼屈光性晶体植入术因为保留自身晶状体，维持前段及后段解剖结构相对稳定，可减少对玻璃体视网膜结构的扰动，以及减少玻璃体视网膜并发症的发生,而具有明显优势。

防治:手术中尽量轻柔操作,避免前房涌动和眼压波动,如此可增加手术的安全性。术前详细检查眼底,排除和处理视网膜裂孔及视网膜变性区,可以避免或减少黄斑病变和视网膜脱离的发生。同时,术前应与患者进行良好沟通,ICL/TICL的植入虽然能改变眼部的屈光状态,但不能改变其眼底特征和高度近视可能引发的相关并发症。

(11)近视过矫或欠矫:ICL/TICL能够矫正的屈光度范围有局限性,同时在计算时也存在误差,因此可能出现过矫或欠矫的现象。但是,通常情况下不会导致明显的偏差。

防治:选择最佳适应证,通过准确计算消除误差。

(12)视觉疲劳:部分患者术后出现视觉疲劳甚至主诉"眼痛",可能与双眼视功能差、干眼等因素有关。

防治:明确原因,手术前后注意双眼视功能检测,予以人工泪液防治干眼。

(13)术后长期高眼压:对于术后长期高眼压,主要考虑患者本身是否存在原发性开角型青光眼。在高度近视眼人群中,有时由于巩膜较薄,用非接触眼压计测量可能会漏诊部分青光眼,因此采用Goldman压平眼压计可能对眼压测量更为准确。同时,术前需要关注患者的视神经及视野情况,排除青光眼的可能。此外,色素播散阻塞房角也可能引起眼压升高。

■ 6.5 ICL/TICL标准化培训

为了保证ICL/TICL手术的安全性,手术医生必须接受手术前培训。培训有多种途径,包括参加ICL/TICL认证培训课程,到有培训资格的医院接受培训,获取培训录像及资料进行学习。手术医生在开展ICL/TICL后房型有晶状体眼人工晶体植入术前必须做如下准备。

(1)眼科执业医生应具备丰富眼科临床知识,熟练掌握内眼显微手术技巧及术后处理并发症的知识和技能。

（2）学习并掌握ICL/TICL手术患者筛选、术前准备、手术操作细节等知识。医生应对手术适应证和手术相关风险有充分认识，对准备行ICL/TICL手术的患者进行详尽仔细的术前检查，包括主觉验光和睫状肌麻痹验光、角膜曲率测量、前房深度测量、角膜水平横径测量和角膜测厚等。整理好准确的术前检查数据后，医生需根据屈光经验和患者需求选择晶体度数，并订购晶体。

（3）医生开展首例ICL/TICL手术必须在ICL/TICL专家或ICL/TICL专员的指导下进行。进入手术室后，医生须核对手术所需仪器和用品，并核实将要接受ICL/TICL手术的患者数据以确保晶体使用恰当。在手术操作的整个过程中，ICL/TICL专家会全程指导医生正确操作并完成手术。手术前后，ICL/TICL专家还会跟医生讨论术后观察的注意事项以及可能并发症的处理原则。

（4）经过标准化的手术培训并经过考核获得手术资格证书。

■ 6.6 术中注意事项

ICL/TICL手术步骤相对简捷但不简单，由于这是一种"锦上添花"的屈光矫正手术，因此应严肃对待。为了保证ICL/TICL手术的安全性，手术医生必须获得手术资格证书，并在之后的手术中不断学习，改善手术技巧，减少并发症的发生。

6.6.1 ICL/TICL手术应特别注意的事项

（1）为确保手术安全、流畅，需要对手术室护士和手术助手等人员进行ICL/TICL手术培训，让手术相关工作人员掌握手术器械和用品的准备及消毒注意事项，手术流程等。

（2）由于ICL/TICL手术属于内眼手术，严格的术前准备是必不可少的，包括术前3d滴抗生素眼液，术前泪道冲洗和彻底的结膜囊冲洗等。

（3）手术之前，医师和护士必须确认标记患者姓名的ICL/TICL晶体已经到位，并核对清楚ICL/TICL晶体的参数。因为ICL/TICL是预先定制的，一般没有备片，而且每个患者的晶体度数和直径等参数不同，即使度数相同，所选的晶体大小型号可能不同，植入错误的ICL/TICL将严重影响患者的手术预后，因此上手术台前务必再次确认。

（4）ICL/TICL手术一般选用表面麻醉，因为表面麻醉并发症少，术后恢复快。如果遇到心理素质较差、精神紧张、预计配合不佳的患者，也可以考虑球周麻醉。但由于高度近视患者眼轴较长且眼球壁较薄，进行球周麻醉时需警惕刺穿眼球的风险。

（5）ICL/TICL晶体的装载过程对植入手术的顺利进行非常重要。保证ICL/TICL在前房内展开时正面朝上是手术顺利到位的第一环节，医生在术前必须熟练掌握ICL/TICL晶体装载操作。

（6）手术开始时先安装ICL/TICL，不要待切口等操作完成后再安装。装入晶体时需要确保ICL/TICL前缘与推注器中线垂直，这样ICL/TICL在前房对称展开，避免ICL/TICL反转而损伤自然晶状体和角膜内皮。如果试推，ICL/TICL前缘与推注器中线成夹角，建议重新安装。

（7）宜选择透明角膜切口，这是当前晶体手术最常见的切口，具有几乎无出血、无散光、恢复快等优点。

（8）位于6点或12点位的穿刺侧切口通常是必要的（特别是对于初学者），可使晶体植入虹膜后的操作容易而且便捷。

（9）手术过程中需时刻保持合适的前房深度，保证ICL/TICL与角膜内皮之间存在一定的距离。前房的操作空间较小，请小心操作，避免机械性手术损伤。置换前房粘弹剂时避免术中前房深浅变化过大。

（10）推注器插入切口内并缓慢地将ICL/TICL注入前房，确认晶体前端已展开，并且拱面向上（标记孔位于远端右侧和近端左侧）才能继续推进，待ICL/TICL的后襻也进入前房后退出推注器。注入时速度要慢，在ICL/TICL未展开时过快注入，晶体可能发生翻滚或损伤自然晶状体。

（11）ICL/TICL 缓慢展开后，用显微调位钩将晶体四襻轻推至虹膜后，必须避免器械触及透明的自然晶状体。手术器械不能跨过瞳孔区，通过侧切口用调位钩将后襻植入，可减少 ICL/TICL 旋转带来的潜在损伤。

（12）在整个手术过程中，手术机械不得触及 ICL/TICL 光学区。

（13）粘弹剂注入的注意事项：

①首次注入不能过量，保持眼压适中，且粘弹剂不从切口溢出，以免过度充盈对晶状体前囊产生压迫；但也不能过少，需使前房保持合适的深度以保证 ICL/TICL 在前房内展开时不擦碰到晶状体囊膜和角膜内皮。

②推注时针头居于前房正中，尽量避免粘弹剂进入到虹膜下、房角等位置，以免难以清除。

③补充粘弹剂时注意不要过量，能完成拨襻等动作即可；清除粘弹剂时建议冲洗而不要注吸，以免不小心造成对晶状体、角膜内皮、虹膜等的吸附损伤。

④目前临床上应用的不同类型的粘弹剂各有其优缺点。羟丙甲基纤维素（HPMC）可很好保护角膜内皮，易于清除，即使少量残留也不易引起持续性高眼压。但 HPMC 弹性较差，维持前房深度的能力较弱。透明质酸钠（NaHA）弹性好，可维持前房空间的稳定，但较黏稠，如清除不彻底，较易引起持续性高眼压。医生可根据情况进行选择，建议尽量选择内聚性和拟塑性好、易于清除的粘弹剂。

（14）角膜切口自然闭合，通常不需要缝合。

（15）注入粘弹剂时，用另一手手指固定针头，防止针头脱落而刺伤晶状体。保证与手术有关的冲洗针头（尤其是粘弹剂针头）通畅，确认针头接口处与注射器接口处连接牢固。

（16）国产粘弹剂针头偶有少许金属粉末，使用前请注意冲洗针头。

6.6.2　TICL 手术需特别注意的事项

（1）术前应在裂隙灯下标记轴向，必须在患者头位垂直状态下进行。

（2）与 ICL 手术相同，应全程谨慎操作，以免患者晶状体损伤而形成白内障。

（3）主切口在颞侧,防止由于大幅度调整轴向造成眼内损伤。

（4）植入TICL时须注意散光轴位差值及旋转方向。冲洗置换粘弹剂时应操作轻柔,不改变TICL的轴向。此外,尽量避免术中瞳孔缩小导致的TICL轴向标记被遮盖,以免TICL轴向改变而不自知。

（5）根据TICL轴向标记,调整TICL位置,使之与TICL设计轴向的方向一致。一般在晶体四襻植入后房时,即同时进行调整,避免全部四襻在后房时大幅度的角度调整,也可以防止由于瞳孔缩小导致的轴位调整困难。TICL在轴向设计和制作时,已考虑到这个因素,一般在水平植入时,在眼内的调整角度不会超过22.5°。

7 术后常规观察项目及评估

7.1　术后用药

　　术后滴用抗生素和糖皮质激素滴眼液1周,4次/d;并在复查时根据前房反应和眼压来调整用药频率和时间。术后用药以梯度递减为宜。当眼压大于21mmHg时应停用糖皮质激素滴眼液,并采用药物降眼压治疗。术后,可联合使用不含防腐剂的人工泪液滴眼,4次/d,可使用1～3个月。

7.2　术后处理和随访

　　手术后留院观察2～6h,裂隙灯显微镜下检查术眼前房反应、瞳孔大小、拱高,密切观察眼压变化。患者术后一般很快就会有"视力清晰,舒适"的感觉,通常不会有明显的疼痛,可有轻度异物感、流泪、眼酸、畏光等症状。若患者术后出现明显疼痛或畏光等角膜刺激症状,必须检测眼压和前房反应,务必排除眼压升高和感染。发生眼压升高和瞳孔阻滞时,需及时进行处理。

术后的随访时间点分别为手术后1d,1周,1月,3月,6月,1年。手术1年之后每年随访1次。远期随访需特别注意裂隙灯检查、眼压、角膜内皮细胞计数、自然晶状体状态、ICL/TICL位置和视网膜情况等。TICL术后的一项特殊检查项目就是对TICL散光轴位稳定性的观察。通常在放大瞳孔状态下在裂隙灯显微镜下对TICL标记的散光轴位进行记录,观察轴位是否旋转及旋转的度数,同时检测轴位旋转对视力有没有影响。

(1) 术后1d:检查裸眼视力、眼压,进行裂隙灯检查(关注角膜切口、前房及房角情况,瞳孔大小及形态,ICL/TICL晶体位置及拱高)。术后第1天患者可以自然睁开术眼,通常没有结膜充血等炎症反应体征。

(2) 术后1周:检查裸眼视力、眼压,进行裂隙灯检查,前节OCT检查测量拱高,关注前房角情况。

(3) 术后1个月:检查裸眼视力,验光,检查眼压,进行裂隙灯检查,UBM检查测量拱高及房角开放情况。

(4) 术后3个月:检查裸眼视力,验光,检查眼压,进行裂隙灯检查,UBM检查测量拱高及房角开放情况,波前相差检测全眼相差变化。

(5) 术后6个月、1年及以后:检查裸眼视力,验光,检查眼压,进行裂隙灯检查,UBM检查测量拱高及房角开放情况,检查眼底以排除眼底病变。

■ 7.3 拱高的观察

理想的拱高是ICL/TICL手术成功的关键因素,关系到ICL/TICL手术的安全,过大和过小的拱高都会产生问题。所以ICL/TICL型号的选择要恰到好处,不大不小。拱高检测显示如下(图7-1)。大小合适的ICL/TICL将形成理想的拱高(250~750μm,0.5~1.5CT)。过小拱高的ICL/TICL(拱高<125μm)可能会增加自然晶状体前囊下混浊的风险。过大拱高的ICL/TICL(拱高>1000μm)会使虹膜向前推,关闭前房角,导致眼压升高和虹膜功能丧失。拱高一般会随着时间的增长而减少,主要考虑与年龄增长、晶状体增厚有关。

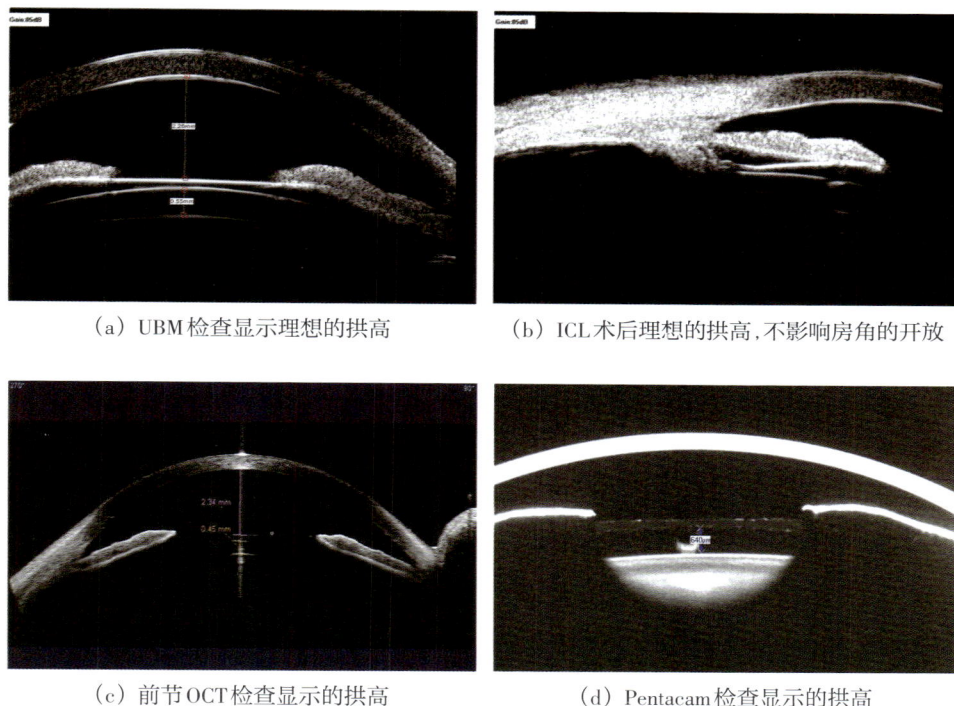

(a) UBM检查显示理想的拱高

(b) ICL术后理想的拱高,不影响房角的开放

(c) 前节OCT检查显示的拱高

(d) Pentacam检查显示的拱高

图7-1　ICL术后拱高大小的检测

7.4　异常拱高的处理

7.4.1　拱高过大

拱高过大(图7-2a),多由测量误差造成ICL/TICL选择过大而引起,此时可视情况观察或更换小号的ICL/TICL晶体。如果前房浅,但房角仍然开放(图7-2b),眼压正常,可以观察,长期随访。若拱高过大引起患者眩光,也可以调整ICL/TICL的放置位置或置换小号ICL/TICL晶体,减少拱高,改善视觉质量。如果拱高

过大使房角有关闭趋势或已经关闭(图7-2c),导致眼压不稳定,有逐步增高的趋势,必须置换ICL/TICL晶体。此外,即使ICL/TICL大小选择正确,但放置位置不当,如ICL/TICL放置未到位,脚襻折叠卷曲,也可引起拱高过大。这种情况下应重新调整位置。

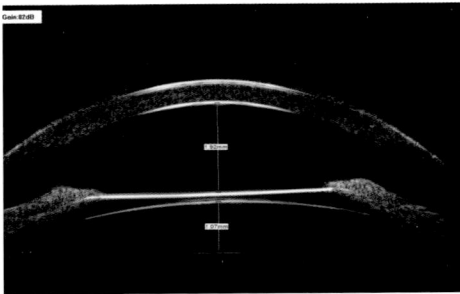

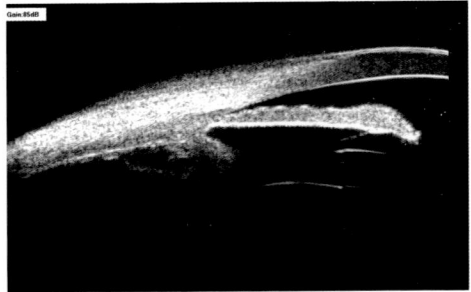

（a）拱高测量为1070μm,过大　　　　　　　（b）拱高过大导致房角狭窄

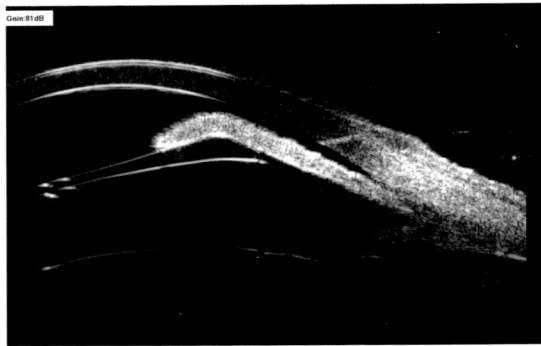

（c）ICL晶体过大使拱高过大,导致房角关闭

图7-2　UBM检查结果显示拱高过大,房角狭窄甚至关闭

7.4.2　拱高过小

拱高过小(图7-3),多由测量误差造成ICL/TICL选择过小而引起。一般认为,若ICL/TICL选择过小,导致ICL/TICL紧贴于自然晶状体表面,拱高过小(拱高<100μm),则远期白内障的可能性增加,建议更换ICL/TICL晶体。其次,ICL/

TICL大小选择正确,但位置不当,植入位置过深,插入到扁平部悬韧带缺失处,也会导致拱高过小。此时,一般原位调整不能起到改善作用,需要旋转一定角度,如45°～90°,避开缺失或松弛位置。

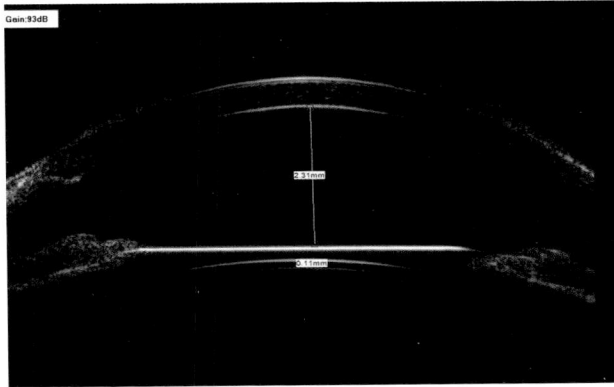

图7-3 UBM检查结果显示拱高过小

参考文献

［1］ Pechméja J, Guinguet J, Colin J, Binder PS. Severe endothelial cell loss with anterior chamber phakic intraocular lenses. J Cataract Refract Surg, 2012, 38: 1288–1292.

［2］ Sanders DR. Matched population comparison of the Visian implantable Collamer lens and standard LASIK for myopia of −3.00 to −7.88 diopters. J Refract Surg, 2007, 23: 537–553.

［3］ Kamiya K, Shimizu K, Igarashi A, Komatsu M. Comparison of Collamer toric implantable ［corrected］ contact lens implantation and wavefront-guided laser in situ keratomileusis for high myopic astigmatism. J Cataract Refract Surg, 2008, 34: 1687–1693.

［4］ Igarashi A, Kamiya K, Shimizu K, Komatsu M. Visual performance after implantable Collamer lens implantation and wavefront-guided laser in situ keratomileusis for high myopia. Am J Ophthalmol, 2009, 148: 164–170 e1.

［5］ 张静,罗汇慧,吴君舒,余克明.高度近视眼睫状沟间距的差异性及其与角膜水平直径的相互关系.中华实验眼科杂志,2014, 32(12): 1102–1106.

［6］ Tychsen L, Faron N, Hoekel J. Phakic intraocular Collamer lens（Visian ICL） implantation for correction of myopia in spectacle-aversive special needs children. Am J Ophthalmol, 2017, 175: 77-86.

[7] 王宁利. 眼内屈光手术学. 北京:人民卫生出版社,2012.

[8] Lim DH, Lee MG, Chung ES, Chung TY. Clinical results of posterior chamber phakic intraocular lens implantation in eyes with low anterior chamber depth. Am J Ophthalmol, 2014, 158: 447-454 e1.

[9] The Implantable Contact Lens in Treatment of Myopia (ITM) Study Group. U.S. Food and Drug Administration clinical trial of the implantable contact lens for moderate to high myopia. Ophthalmology, 2003, 110(2): 255-266.

[10] Staar Surgical. Visian ICL product information. Available at: http://www. accessdata.fda.gov/cdrh_docs/pdf3/P030016c.pdf. 2010.

[11] Alfonso JF, Baamonde B, Fernández-Vega L, Fernandes P, González-Méijome JM, Montés-Micó R. Posterior chamber collagen copolymer phakic intraocular lenses to correct myopia: five-year follow-up. J Cataract Refract Surg, 2011, 37 (5): 873-880.

[12] Domínguez-Vicent A, Pérez-Vives C, Ferrer-Blasco T, Albarrán-Diego C, Montés-Micó R. Interchangeability among five devices that measure anterior eye distances. Clin Exp Optom, 2015, 98(3): 254-262.

[13] Baumeister M, Terzi E, Ekici Y, Kohnen T. Comparison of manual and automated methods to determine horizontal corneal diameter. J Cataract Refract Surg, 2004, 30: 374-380.

[14] Kohnen T, Thomala MC, Cichocki M, Strenger A. Internal anterior chamber diameter using optical coherence tomography compared with white-to-white distances using automated measurements. J Cataract Refract Surg, 2006, 32 (11): 1809-1813.

[15] Kiraly L, Duncker G. Biometry of the anterior eye segment for implantation of

phakic anterior chamber lenses. A comparison of current measurement devices. Ophthalmology, 2012, 109(3): 242-249.

[16] Martin R, Ortiz S, Rio-Cristobal A. White-to-white corneal diameter differences in moderately and highly myopic eyes: partial coherence interferometry versus scanning-slit topography. J Cataract Refract Surg, 2013, 39(4): 585-589.

[17] Salouti R, Nowroozzadeh MH, Zamani M, Ghoreyshi M, Khodaman AR. Comparison of Horizontal corneal diameter measurements using the Orbsan IIz and Pentacam HR systems. Cornea, 2013, 32(11): 1460-1464.

[18] Elbaz U, Barkana Y, Gerber Y, Avni I, Zadok D. Comparison of different techniques of anterior chamber depth and keratometric measurements. Am J Ophthalmol, 2007, 143(1): 48-53.

[19] Buehl W, Stojanac D, Sacu S, Drexler W, Findl O. Comparison of three methods of measuring corneal thickness and anterior chamber depth. Am J Ophthalmol, 2006, 141(1): 7-12.

[20] Reddy AR, Pande MV, Finn P. Comparative estimation of anterior chamber depth by ultrasonography, Orbscan II, and IOL Master. Journal of cataract and refractive surgery, 2004, 30(6): 1268-1271.

[21] Jiménez-Alfaro I, Benítez del Castillo JM, García-Feijoó J, Gil de Bernabé JG, Serrano de La Iglesia JM. Safety of posterior chamber phakic intraocular lenses for the correction of high myopia: anterior segment changes after posterior chamber phakic intraocular lens implantation. Ophthalmology, 2001, 108 (1): 90-99.

[22] Uusitalo RJ, Aine E, Sen NH, Laatikainen L. Implantable contact lens for high myopia. J Cataract Refract Surg, 2002, 28(1): 29-36.

[23] Sanders DR. Postoperative inflammation after implantation of the implantable contact lens. Ophthalmology, 2003, 110(12): 2335-2341.

[24] Ghoreishi M, Masjedi A, Nasrollahi K, Rahgozar A, Jenab K, Fesharaki H. Artiflex versus STAAR implantable contact lenses for correction of high myopia. Oman J Ophthalmol, 2011, 4(3): 116-119.

[25] Allan BD, Argeles-Sabate I, Mamalis N. Endophthalmitis rates after implantation of the intraocular Collamer lens: survey of users between 1998 and 2006. J Cataract Refract Surg, 2009, 35(4): 766-769.

[26] Edelhauser HF, Sanders DR, Azar R, Lamielle H; ICL in Treatment of Myopia Study Group. Corneal endothelial assessment after ICL implantation. J Cataract Refract Surg, 2004, 30(3): 576-583.

[27] Goukon H, Kamiya K, Shimizu K, Igarashi A. Comparison of corneal endothelial cell density and morphology after posterior chamber phakic intraocular lens implantation with and without a central hole. Br J Ophthalmol, 2017 . doi: 10.1136/bjophthalmol-2016-309363.

[28] Zhou TA, Shen Y, Wang Y, Xia JH. Mid-long term follow-up results in correction of extreme myopia by posterior chamber phakic intraocular lens. Zhonghua Yan Ke Za Zhi, 2012, 48(4): 307-311.

[29] Du C, Wang J, Wang X, Dong Y, Gu Y, Shen Y. Ultrasound biomicroscopy of anterior segment accommodative changes with posterior chamber phakic intraocular lens in high myopia. Ophthalmology, 2012, 119(1): 99-105.

[30] Maldonado MJ, García-Feijoó J, Benítez del Castillo JM, Teutsch P. Cataractous changes due to posterior chamber flattening with a posterior chamber phakic intraocular lens secondary to the administration of pilocarpine. Ophthalmology, 2006, 113(8): 1283-1288.

[31] Petternel V, Köppl CM, Dejaco-Ruhswurm I, Findl O, Skorpik C, Drexler W. Effect of accommodation and pupil size on the movement of a posterior chamber lens in the phakic eye. Ophthalmology, 2004, 111(2): 325-331.

［32］Lee H, Kang DS, Ha BJ, Choi M, Kim EK, Seo KY, Kim TI. Effect of accommodation on vaulting and movement of posterior chamber phakic lenses in eyes with implantable Collamer lenses. Am J Ophthalmol, 2015, 160（4）: 710-716 e1.

［33］Lindland A, Heger H, Kugelberg M, Zetterström C. Vaulting of myopic and toric implantable Collamer lenses during accommodation measured with Visante optical coherence tomography. Ophthalmology, 2010, 117(6): 1245-1250.

［34］Lin H, Yan P, Yu K, Luo L, Chen J, Lin Z, Chen W. Anterior segment variations after posterior chamber phakic intraocular lens implantation in myopic eyes. J Cataract Refract Surg, 2013, 39(5): 730-738.

［35］Lindland A, Heger H, Kugelberg M, Zetterström C. Changes in vaulting of myopic and toric implantable Collamer lenses in different lighting conditions. Acta Ophthalmol, 2012, 90(8): 788-791.

［36］Trindade F, Pereira F, Cronemberger S. Ultrasound biomicroscopic imaging of posterior chamber phakic intraocular lens. J Refract Surg, 1998, 14(5): 497-503.

［37］Elies D, Alonso T, Puig J, Gris O, Güell JL, Coret A. Visian toric implantable Collamer lens for correction of compound myopic astigmatism. J Refract Surg, 2010, 26(4): 251-258.